COLLECTION SANTE

MA TECHNIQUE DE SANTE
LA DIGITOPUNCTURE

Pascal ELOUARD

ÉDITIONS **S.A.E.P.** 68040 INGERSHEIM - COLMAR

PREFACE

L'homme demeure encore un mystère presque complet pour la science dite Moderne.

La vie qui l'anime suit des lois qui heurtent la logique cartésienne et les Théories machinéennes de notre époque.

On n'enfermera jamais la richesse d'un sentiment, la douceur d'une étreinte, ou l'explosion d'une colère dans la disquette d'un ordinateur ; toutes ces manifestations sont celles de l'homme, celui qui établit un pont entre le Ciel et la Terre.

L'Energie qui le structure, le parcourt et l'entretient, reste aussi mystérieuse que les Neutrinos, particules sans masse qui traversent l'univers sans laisser de trace.

Ainsi donc, l'homme est un mystère, mais aussi la manifestation de ce mystère, en quelque sorte le Transformateur de processus inconnus et d'influences non quantifiables.

Comme le Grand Chaman qui intercède auprès des divinités cachées, l'homme transmet à l'homme par la présence, la parole et le contact sa longueur d'onde, c'est-à-dire sa résonnance propre aux grands phénomènes de mutation énergétique.

La main devient l'outil privilégié de cette communication et chaque fois qu'un contact se fait entre deux personnes, l'énergie de l'un et de l'autre est influencée.

Ce phénomène apparaît aussi dans l'auto-contact qui explique cet ancestral réflexe qui consiste à se passer la main sur les zones douloureuses du corps.

Le Sens du Toucher met en œuvre une telle chaîne d'action et de réaction, des liaisons d'une telle complexité, que seule l'expérience peut en donner une description et ouvrir le fabuleux domaine de la pratique.

Le Directeur de l'Institut de
Médecine Traditionnelle Chinoise

R. VINAI

AVANT-PROPOS

L'objet de ce livre n'est pas de définir ou de tenter une explication didactique de la médecine traditionnelle chinoise, mais de sensibiliser le lecteur à une autre approche de l'être humain.

Les techniques simples qui vous sont proposées vous amèneront peut-être à "penser le corps autrement".

Pour la médecine chinoise, le corps et l'esprit sont interdépendants, on ne peut se soucier de l'un sans se préoccuper de l'autre.

LA MEDECINE CHINOISE
DES POINÇONS DE PIERRE A NOS JOURS

La découverte de poinçons de pierre révéla que depuis près de 4 000 ans, des hommes se servent de techniques d'acupuncture à des fins thérapeutiques.

D'après la légende, les premiers points furent localisés fortuitement ; par contre, le manuscrit intitulé "Nei Jing", rédigé pendant la période des royaumes combattants (475-221 av. J.-C.), nous montre quel haut degré de connaissance les chinois possédaient alors.

Une grande partie de ce qui sera le fondement de la médecine chinoise fut transcrite dans ce livre : la description des méridiens, la physiologie et la pathologie, la pharmacologie, les règles d'hygiène de vie, etc. Déjà nous voyons apparaître l'immense ouverture de cette médecine, l'acupuncture n'étant qu'une partie de cette thérapeutique.

Certaines personnes seraient tentées de faire passer cette médecine pour ésotérique et issue d'un temps révolu ; ce qui serait ignorer son histoire.

Depuis le début de notre ère, la médecine chinoise n'a cessé d'évoluer.

Jusqu'au XVIIe siècle, 7 grandes écoles remanièrent et affinèrent la médecine traditionnelle chinoise.

Sous la dynastie Ching (1644-1911) débuta une période sombre pour l'acupuncture. Celle-ci fut rejetée pour sa simplicité et sa modicité de coût.

En 1929, c'est la médecine chinoise sous toutes ses formes que le gouvernement du Kuomintang proscrit au profit de la médecine occidentale. La réaction du peuple chinois fut vive. Le 17 mars, il se souleva et obtint son maintien. Ce jour restera celui de la fête de la médecine traditionnelle.

Mao-tsé-toug en 1949 (naissance de la Chine Populaire), déclare : "La médecine et la pharmacopée chinoise constituent un grand trésor. Il faut s'efforcer de les explorer et de les porter à un niveau supérieur".

Depuis, de nombreux instituts de recherche, hôpitaux et cliniques furent crées à Pekin et sur tout le territoire chinois.

Cette fin de XXe siècle voit la médecine chinoise se répandre à travers le monde.

MEDECINE ENERGETIQUE CHINOISE ?

ENERGIE

Pour la compréhension de la médecine chinoise, il est essentiel de se familiariser avec le concept "Energie" : Tchi en chinois.

La définition du mot énergie que vous trouverez dans votre dictionnaire d'usage courant ne vous donnera qu'une image très partielle de ce concept fondamental de la philosophie chinoise.

Pour les chinois, l'être vivant n'est pas une matière animée par l'énergie, la matière et l'énergie sont indissociables, on ne peut les opposer. C'est ce que l'on vérifie quand on étudie les propriétés thérapeutiques des points d'acupuncture, la plupart des points ont des effets simultanés sur ce que nous appelons "énergie et matière" ou "corps et esprit".

Le "Tchi" est bien un concept invérifiable scientifiquement pour le moment et seules ses manifestations matérielles peuvent être appréhendées.

Ce sont ces manifestations que les chinois ont étudiées depuis l'antiquité.

MERIDIENS

Ce sont des voies privilégiées de circulation de l'énergie, jalonnées de points importants doués de propriétés thérapeutiques : appelés points d'acupuncture.

Il existe 12 méridiens principaux (intestin grêle, vessie, rein, maître du cœur, triple réchauffeur, vésicule biliaire, foie, poumon, gros intestin, estomac, rate, cœur), qui sont reliés aux organes par des méridiens secondaires.

POINTS

Les points sont situés à des endroits précis de la peau et doivent être localisés très soigneusement pour obtenir un maximum d'efficacité.

La succession des points forme le méridien.

Chaque point porte un nom dési gnant sa situation ou sa fonction et est numéroté par rapport au méridien qui les relie.

SANTE ET MALADIE

Une libre circulation de l'énergie dans les méridiens et dans les différents organes du corps confère à l'individu une "bonne santé".

Une perturbation de ces voies provoque douleurs et maladies.

Le but de la médecine chinoise est de réharmoniser le système énergétique de l'individu.

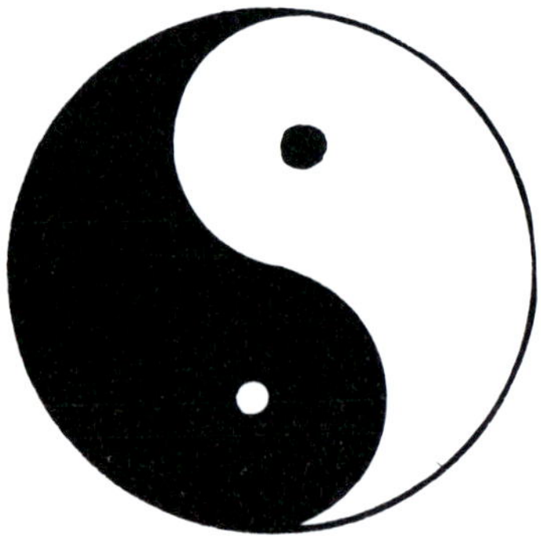

Le TAO : symbole de l'unité.

DIGITOPUNCTURE

La digitopuncture n'a pas une place à part entière dans la médecine chinoise, elle est intégrée à des techniques de massage beaucoup plus complexes demandant de savoir poser un diagnostic énergétique, ce qui demande des années d'études.

En effet, ces techniques de massage peuvent être extrêmement efficaces, les recherches de l'institut de Quingdao en Chine l'ont prouvé.

Ils ont traité de nombreux cas de polymyélite antérieure : séquelles d'encéphalite, paralysie cérébrale, paraplégie traumatique, etc. avec un taux d'efficacité très satisfaisant.

Il serait à mon avis erronné de dire que la digitopuncture est une "acupuncture manuelle", bien qu'elle utilise les mêmes données de base. Si l'acupuncture est une thérapeutique puissante, la digitopuncture reste une méthode simplifiée.

Cependant, dans de nombreux cas, elle pourra être un soutien de grande valeur en calmant certaines douleurs et en améliorant votre état général. Elle demande à être pratiquée régulièrement et si possible au début des troubles ; n'attendez pas que la chronicité s'installe.

CONSEILS PRATIQUES
D'APRES L'INSTITUT DE MEDECINE DE QING DAO

Vous pouvez dans certains cas effectuer les traitements seuls, mais autant que possible je vous conseillerai de trouver un partenaire pour une meilleure efficacité.

Il est préférable de pratiquer dans un endroit calme, assez tempéré et d'avoir les mains chaudes avec des ongles courts.

Le praticien et le patient doivent être attentionnés, l'un et l'autre doivent être actifs, essayant de ressentir les effets du traitement.

La technique manipulatoire indiquée est très importante, au risque d'inefficacité ou d'inconvenance.

CONTRE-INDICATIONS

- maladies aiguës (urgences abdominales), fièvre élevée, maladies contagieuses.
- Hypertension artérielle, maladie cardiaque.
- Affection à risque hémorragique (hémophylie).
- Dermatose grave.
- Personne très fatiguée ayant pris un repas copieux ou ivre.

DUREE DU TRAITEMENT

- Pour les affections aiguës (entorses) : 2 séances par jour.
- Pour les affections chroniques (rhumatismes de l'épaule) : 1 séance par jour sur 10 jours consécutifs ; s'arrêter quelques jours, puis reprendre une série.

LOCALISATION DES POINTS

La plupart des points utilisés sont situés sur les méridiens et leur localisation se fait à l'aide de repères anatomiques simples.

Les chinois ont plusieurs unités de mesure anatomiques, mais nous n'utiliserons que la largeur du pouce (CUN en chinois).

Vous aurez à votre disposition la traduction du nom chinois des points ainsi que leur place sur le méridien pour ceux qui voudraient se perfectionner par la suite.

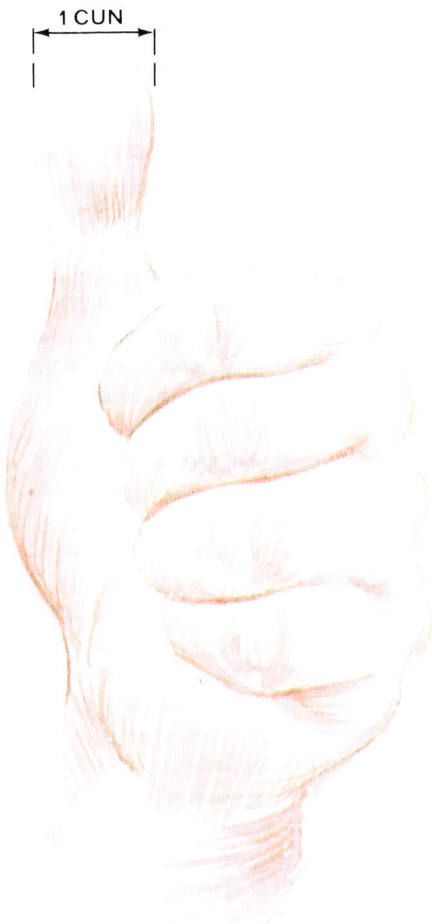

TECHNIQUE MANIPULATOIRE

Nous utiliserons la technique de pression avec la pulpe du pouce.

TONIFICATION

A l'aide de la pulpe du pouce, vous appuyez fortement sur le point, puis vous relâchez d'un trait. Vous répétez cette manœuvre plusieurs fois de suite.

DISPERSION

Toujours à l'aide de la pulpe du pouce, vous effectuez un masssage profond du point ; l'extrémité du pouce tourne, mais ne glisse pas sur la peau. Cette technique est utilisée sur les points douloureux, les zones tendues du corps.

La stimulation des points sur le corps est toujours bilatérale, sauf dans les cas de syndromes douloureux unilatéraux (entorse) ou précision particulière.

TRAITEMENT DES AFFECTIONS

AMAIGRISSEMENT

En complément d'un régime approprié vous utiliserez ces 2 points. Le point "Payement cruel" pourra être massé quelques temps avant les repas ou en cas de "fringale".

Le point *"Source d'eau"* (R3), en tonification ; entre le sommet de la malléole interne et le tendon d'Achille.

(Voir croquis ci-dessous)

Le point *"Payement cruel"* (E45) ; en dispersion ; en arrière de l'ongle du 2e orteil vers le 3e.

(Voir croquis ci-contre)

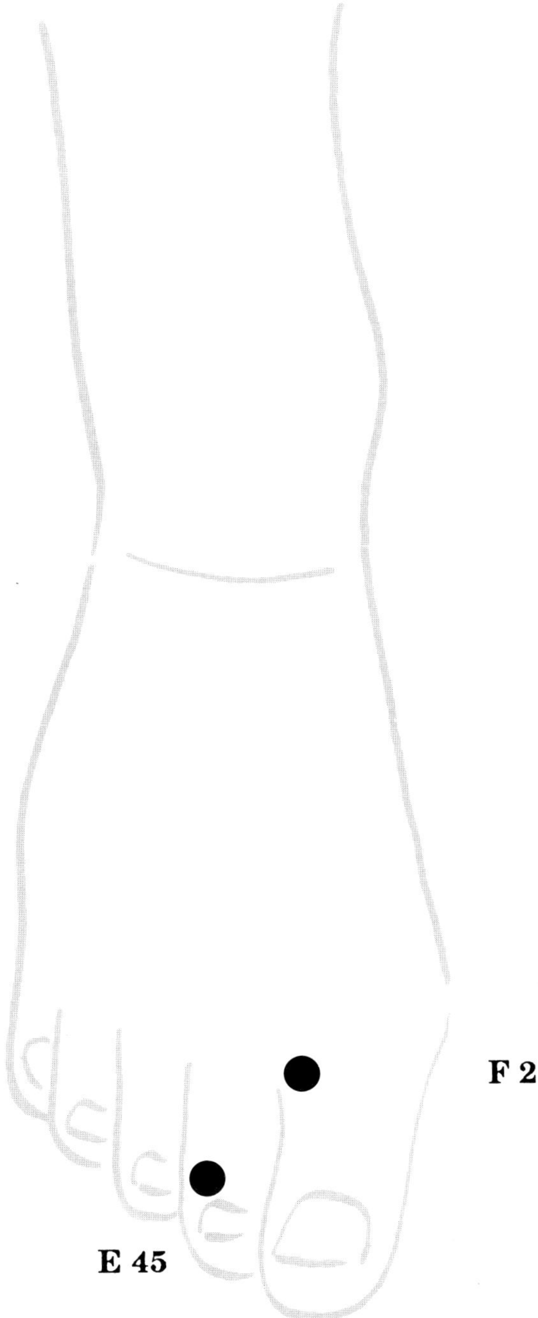
F 2
E 45

ANGOISSE ET ANXIETE

Contre l'anxiété et l'angoisse, on ne saurait que trop conseiller une pratique corporelle journalière. Quelques exercices respiratoires au cours de la journée peuvent suffire à maintenir votre équilibre.

Vous pouvez aussi presser sur les points :

Le point *"Porte du conscient"* (C7) en dispersion, sur le bord interne du pli du poignet.
(Voir dessin ci-contre)

Le point *"Barrière interne"* (MC6) en tonification, 2 cun au-dessus du milieu du poignet.
(Voir dessin ci-contre)

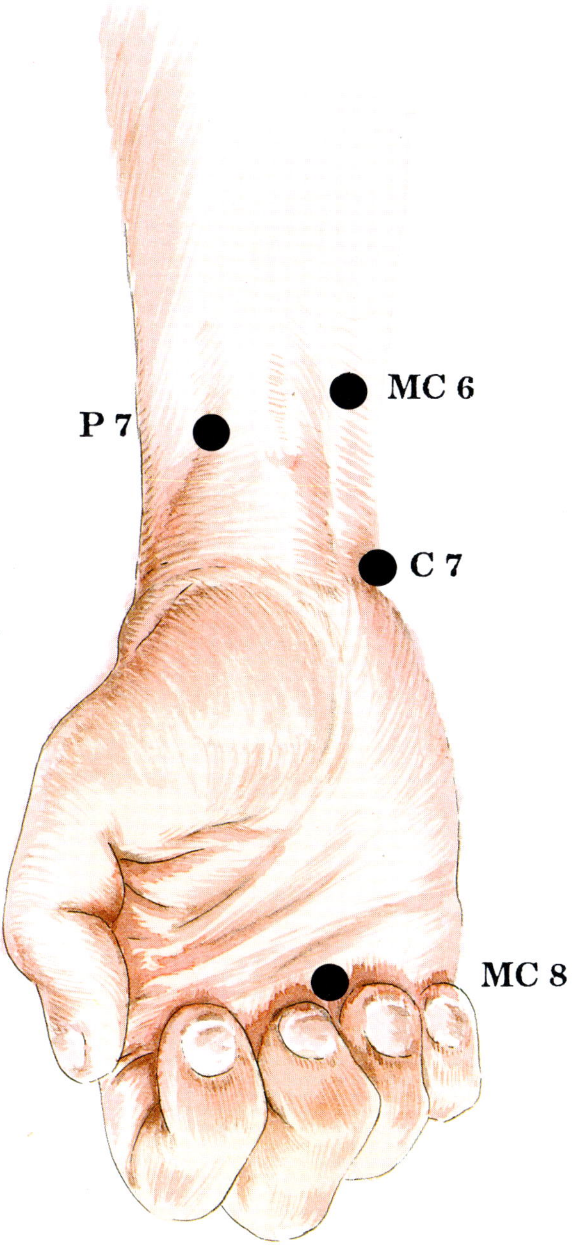
MC 6
P 7
C 7
MC 8

EN CAS DE GORGE NOUEE

Le point *"Sphère armillaire"* (VC21) en dispersion : 1 cun en-dessous du haut du sternum.

(Voir dessin ci-contre)

EN CAS D'ESTOMAC NOUE

Le point *"Grande barrière"* (VC14) en dispersion ; 6 cun au-dessus du nombril.

(Voir dessin ci-contre)

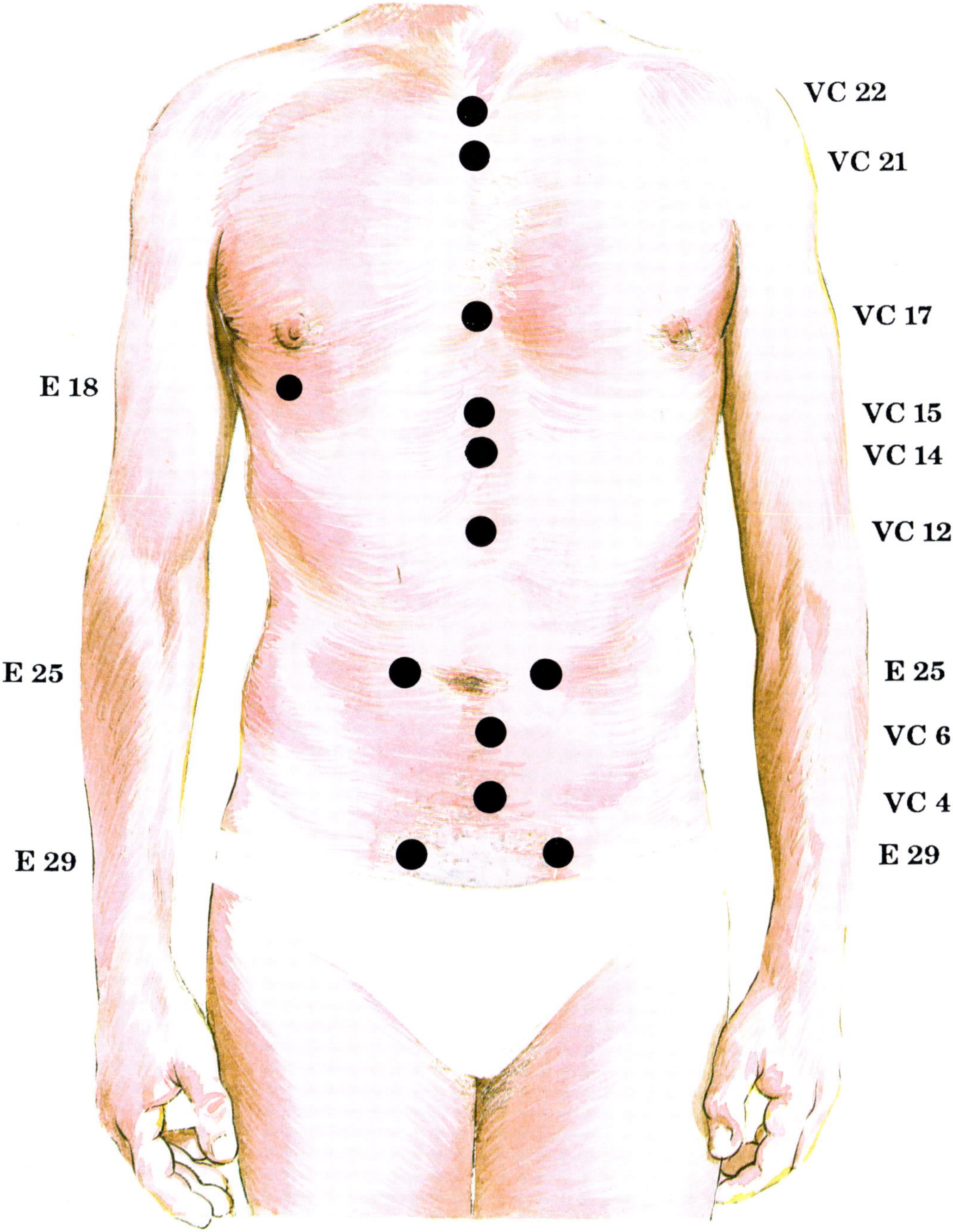
VC 22
VC 21
VC 17
E 18
VC 15
VC 14
VC 12
E 25
E 25
VC 6
VC 4
E 29
E 29

APPETIT (MANQUE D')

Ce point est à stimuler quelque temps avant les repas et chez le nourrisson, juste avant la tétée, très légèrement.

Le point *"Vallon élargi"* (E41) en tonification ; juste au milieu du creux en haut du cou de pied, droit au-dessus du 2e orteil.

(Voir dessin ci-contre)

ASTHME (CRISE D')

Voici trois points qui donnent de très bons résultats en période de crise. Les traitements de fond par acupuncture peuvent grandement diminuer cet handicap tant chez les enfants que chez les adultes.

Le point *"Barrière interne"* (MC6) en tonification ; 2 cun au-dessus du milieu de pli du poignet.

(Voir dessin page 19)

Le point *"Milieu entre les seins"* (VC17) en tonification ; juste au milieu des seins, sur le sternum.

(Voir dessin page 21)

Le point *"Saillie céleste"* (VC22) en dispersion ; 0,5 cun au-dessus du sternum.

(Voir dessin page 21)

BALLONNEMENTS

C'est l'excès de gaz dans les intestins qui provoque les ballonnements ; à ne pas confondre avec l'aérophagie, qui se manifeste par un estomac gonflé et des "rots".

Le point *"Mer de l'énergie"* (VC6) en tonification ; 1,5 cun en-dessous du nombril.

(Voir dessin page 21)

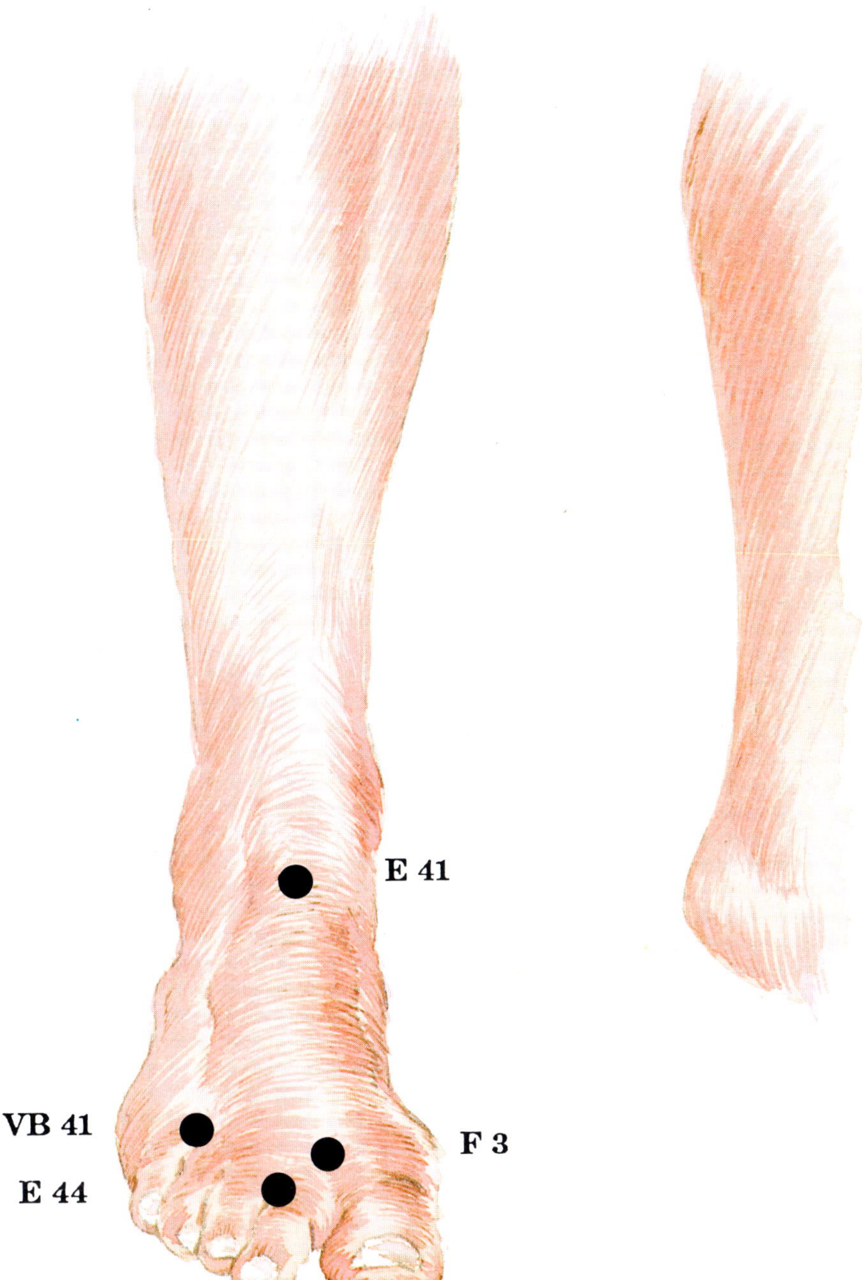
E 41
VB 41
F 3
E 44

BOUFFEES DE CHALEUR

Les effets des bouffées de chaleur accompagnant la ménopause peuvent être traités par ces 2 points. Néanmoins si la chronicité s'installe il faudra prendre en compte l'état général.

Le point *"Intervalle agissant"* (F2) en dispersion ; juste en avant de l'articulation de base du gros orteil.
(Voir croquis page 17)

Le point *"Salle des sceaux"* (point hors méridien) en dispersion ; situés entre les sourcils.
(Voir croquis ci-contre)

CAUCHEMARS

Ces deux points massés doucements mais assez longtemps apporteront une certaine quiétude à votre sommeil.

Le point *"Palais intérieur"* (E44) en dispersion ; 0,5 cun en arrière du bord de la palme entre les 2e et 3e orteils.
(Voir dessin page 23)

Le point *"Suprême assaut"* (F3) en dispersion ; entre le 1er et le 2e orteil, à 2 cun du bord libre de la palme.
(Voir dessin page 23)

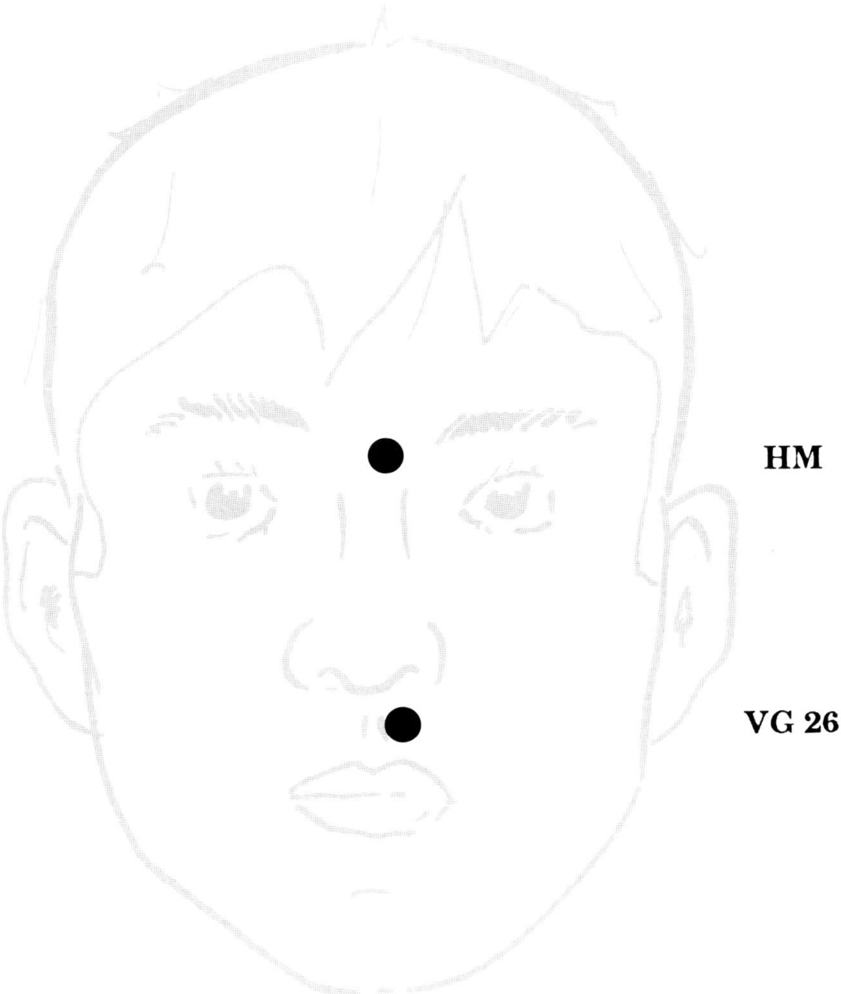
HM
VG 26

CELLULITE

C'est un envahissement graisseux cutané qui siège en général sur les hanches et les cuisses.

Dans les cas de cellulite s'accompagnant de problème de poids (ce qui n'est pas toujours vrai) vous utiliserez les points "Amaigrissement" en premier.

Pour la hanche prenez les mêmes points que ceux pour "Douleur de la hanche".

Pour la cuisse, prendre 2 points hors méridien.

L'un sur le devant, la cuisse bien au milieu, l'autre exactement à l'oposé ; les masser plusieurs fois par jour en dispersion forte.

(Voir croquis ci-contre)

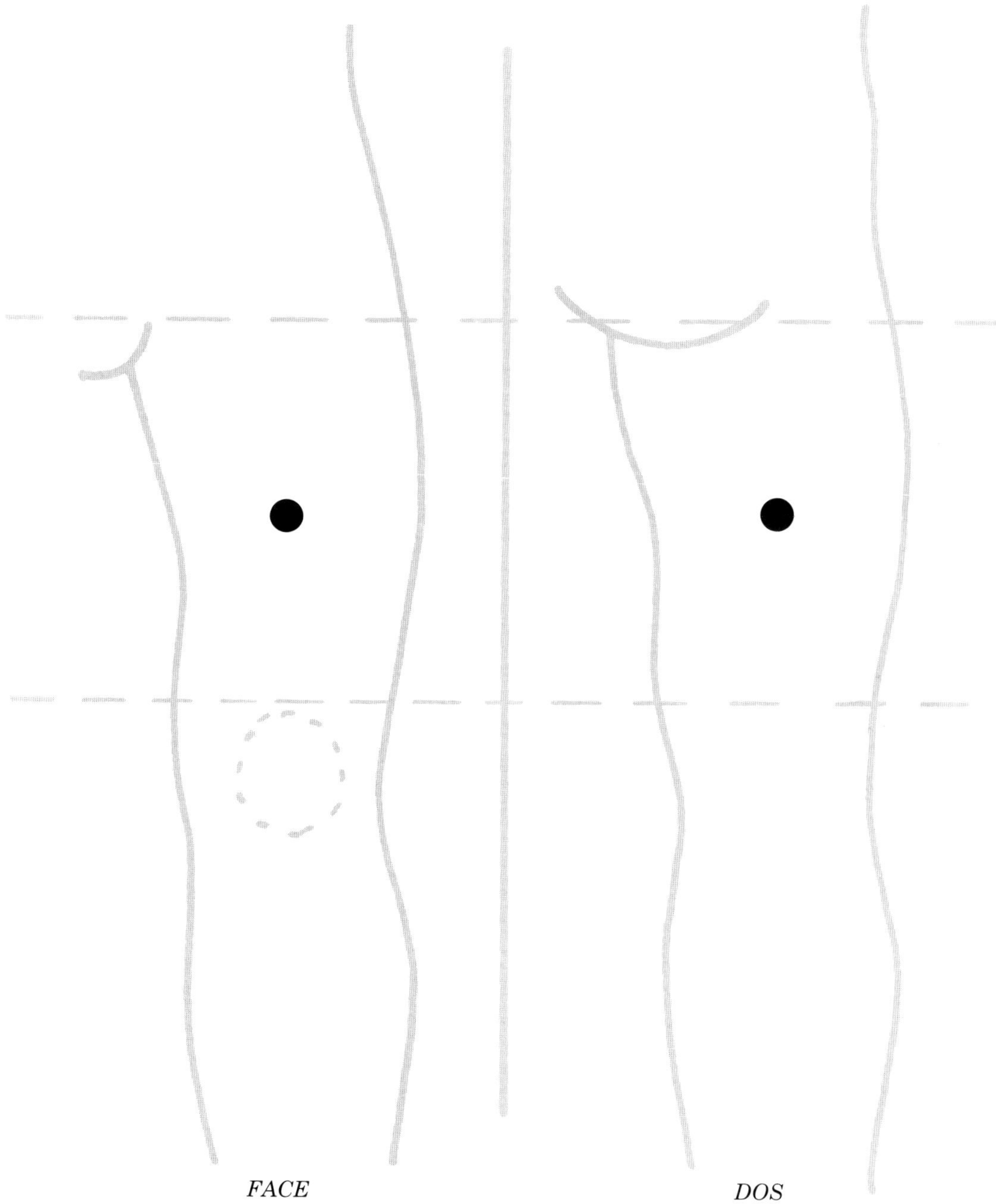
FACE
DOS

CONSTIPATION

Il existe deux grands types de constipation :

- atonique : ventre mou, selles plus ou moins pâteuses.
- spasmodique : ventre tendu, souvent accompagné de selles sèches.

CONSTIPATION ATONIQUE

Le point *"Fosse branchie"* (TR6), en tonification ; 3 cun au-dessus du pli du poignet entre radius et cubitus.

(Voir dessin ci-contre)

Le point *"Source du plateau externe"* (VB34) en tonification ; en étant assis, vous trouverez ce point sous le genou un peu en-dessous de la tête du péroné.

(Voir dessin page 29)

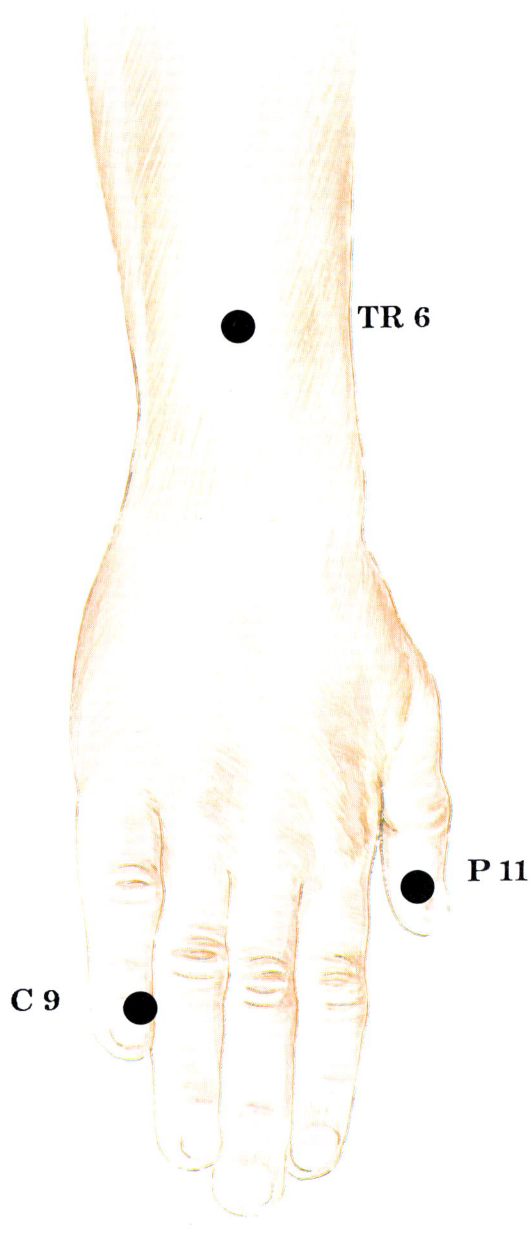

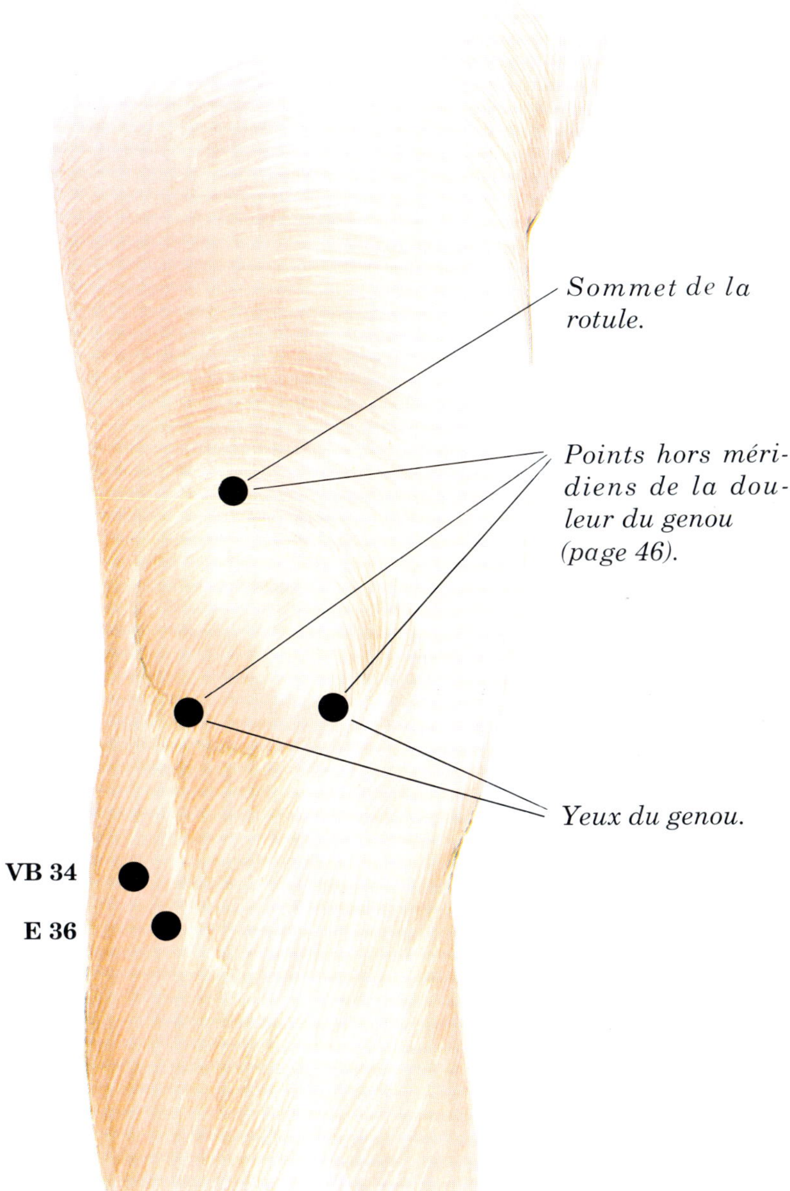
Sommet de la rotule.
Points hors méridiens de la douleur du genou (page 46).
Yeux du genou.
VB 34
E 36

CONSTIPATION SPASMODIQUE

Le point *"Assentiment de gros intestin"* (V25), en dispersion ; 1,5 cun en-dehors de la 4e lombaire.

(Voir dessin page 31)

Le point *"Pivot céleste"* (E25) en tonification ; 2 cun au niveau du nombril.

(Voir dessin page 21)

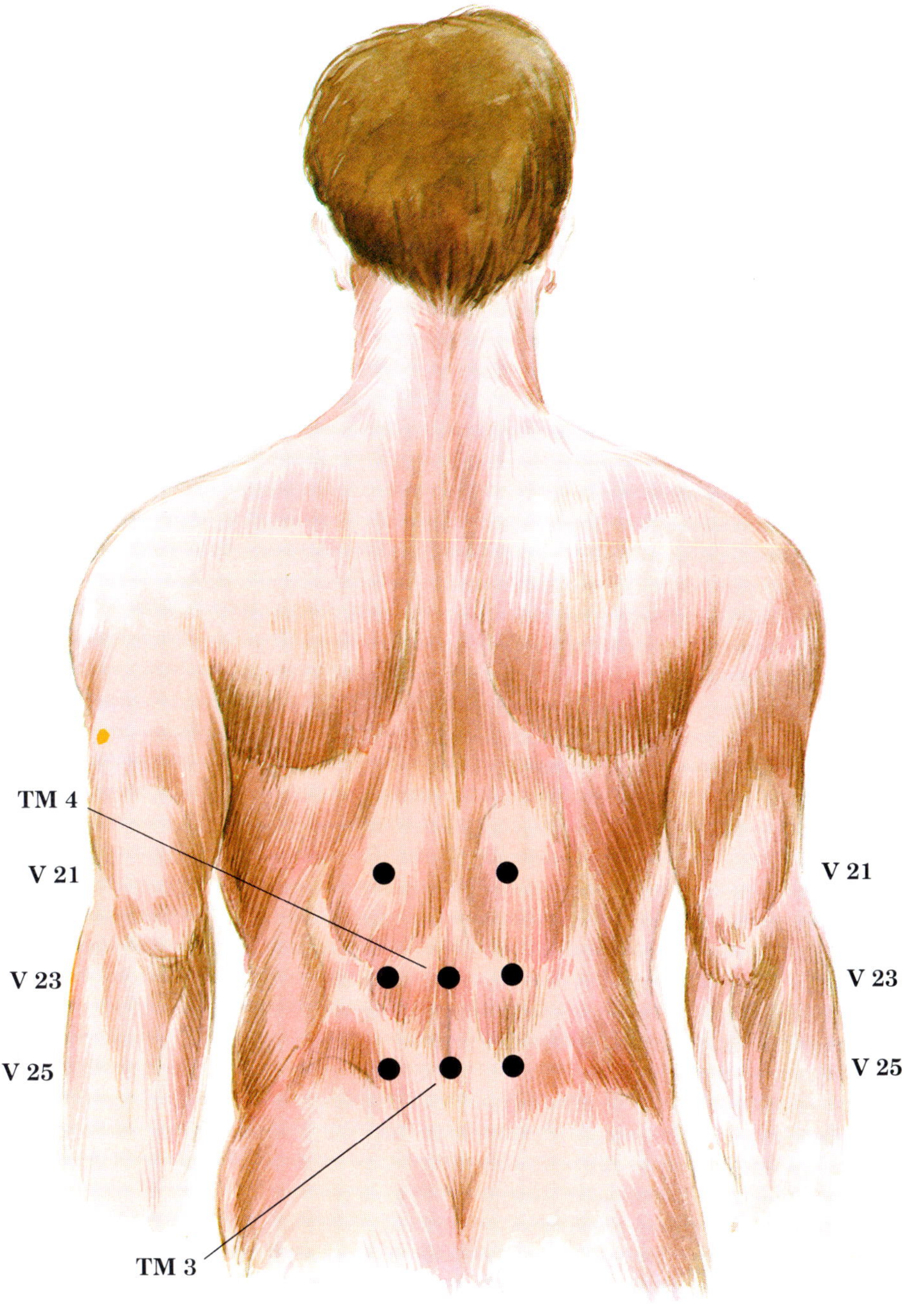
TM 4
V 21
V 21
V 23
V 23
V 25
V 25
TM 3

CONVULSIONS INFANTILES

Les convulsions infantiles peuvent être le signe de troubles nerveux graves et demandent un diagnostic précis.

En attendant votre praticien, utilisez ces deux points.

Le point *"Moindre marchand"* (P11) ; à l'angle du pouce côté index. Pincez-le doucement.

(Voir dessin page 28)

Le point *"Extrémité saillante"* (VG26) ; sur la lèvre supérieure, sous le nez. Appuyez fermement sur ce point en exerçant une pression oblique vers le haut.

(Voir croquis page 25)

Répétez ces massages jusqu'à la diminution des signes.

COUP DE CHALEUR

Si des signes de déficience respiratoire ou de coma apparaissent, il faudra prendre des mesures d'urgence qui dépassent la digitopuncture.

Cependant, dans les cas bénins, après avoir placé le sujet dans un endroit frais et aéré, vous masserez ces deux points en dispersion forte.

Le point *"Palais des 100 fatigues"* (TM14), en dispersion forte, sous la 7e cervicale.

(Voir dessin page 33)

Le point *"Barrière interne"* (MC6) en dispersion forte ; 2 cun au-dessus du milieu du pli du poignet, face ventrale.

(Voir dessin page 28)

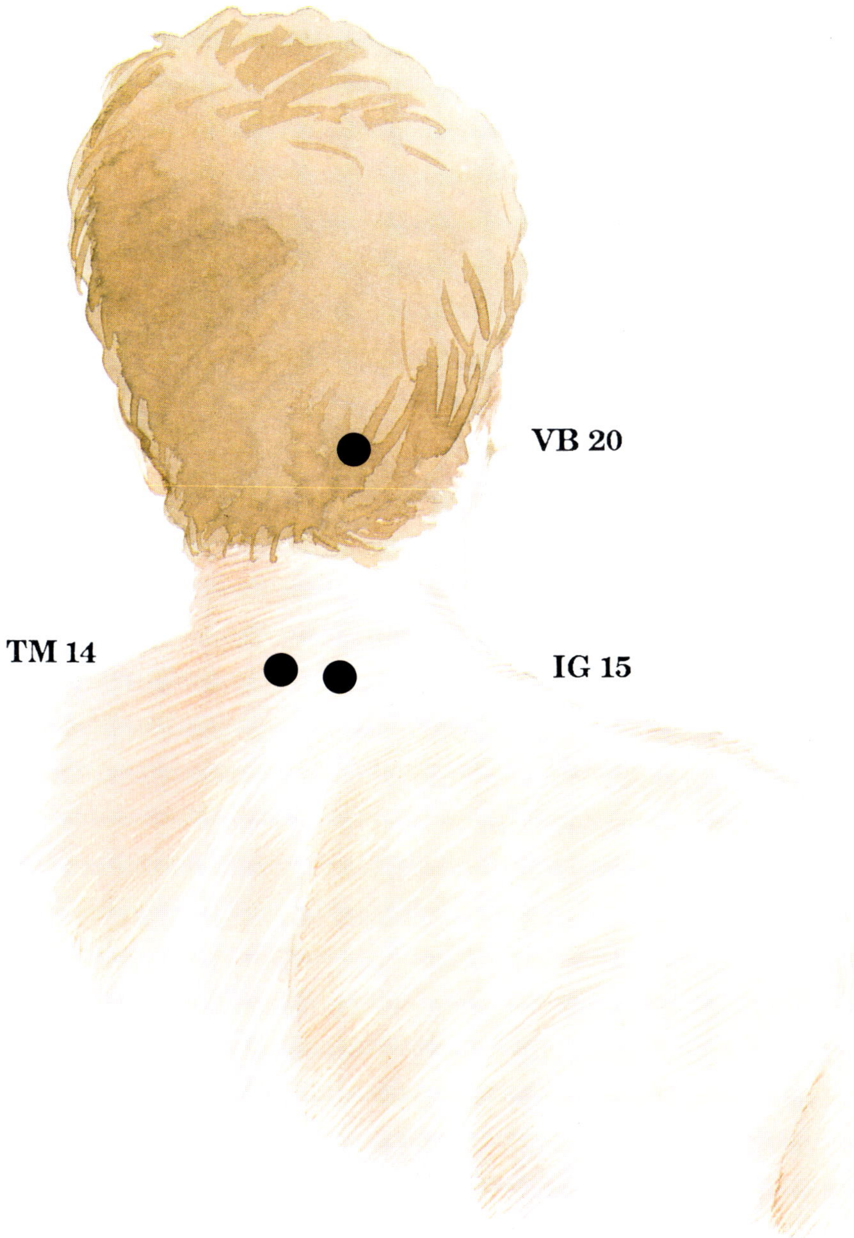
VB 20
TM 14
IG 15

CRAMPES AU MOLLET

Les crampes sont dues à une accumulation de toxines dans le muscle provenant d'une alimentation mal adaptée et à un manque d'exercice physique.

Le point *"Suprême assaut"* (F3) en dispersion ; entre les 1er et 2e orteils, à 2 cun du bord libre de la palme.
(Voir dessin page 23)

Le point *"Mont de rassemblement"* (V57) en dispersion, bas du mollet au milieu de la face postérieure.
(Voir dessin ci-contre)

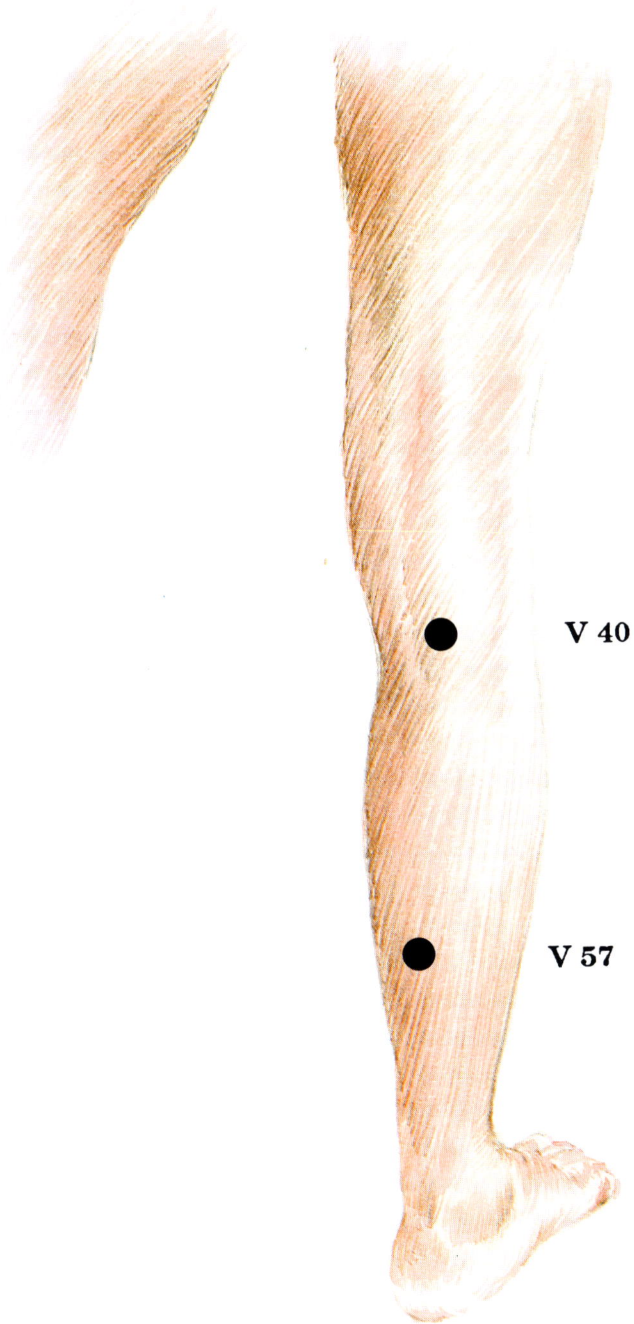
V 40
V 57

DEMANGEAISONS

L'association de ces 2 points diminuera fortement les démangeaisons dans des cas comme l'urticaire.

Le point *"Milieu du soutien"* (V40) en dispersion ; au milieu du creux poplité.

(Voir dessin page 35)

Le point *"Etang courbe"* (GI11), en dispersion ; dans le creux à l'extrémité externe du pli du coude.

(Voir dessin ci-contre et croquis page 41)

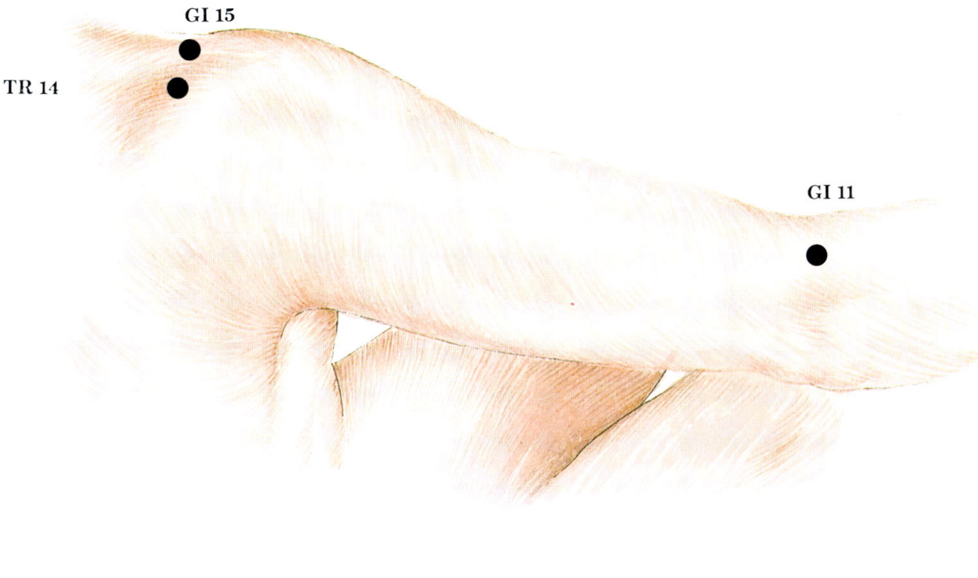
GI 15
TR 14
GI 11

DIARRHEE

Ces points sont pour de petites diarrhées, en cas de diarrhées importantes ou chroniques, il ne faut pas hésiter à consulter.

Le point *"Fils de prince"* (RTE4) en tonification ; sur le bord interne du pied en avant et en-dessous du 1er métatarsien.
(Voir dessin ci-contre)

Le point *"Champ du cinabre"* (VC4) en tonification ; 2 cun au-dessus du pubis.
A éviter chez les femmes enceintes.
(Voir dessin page 21)

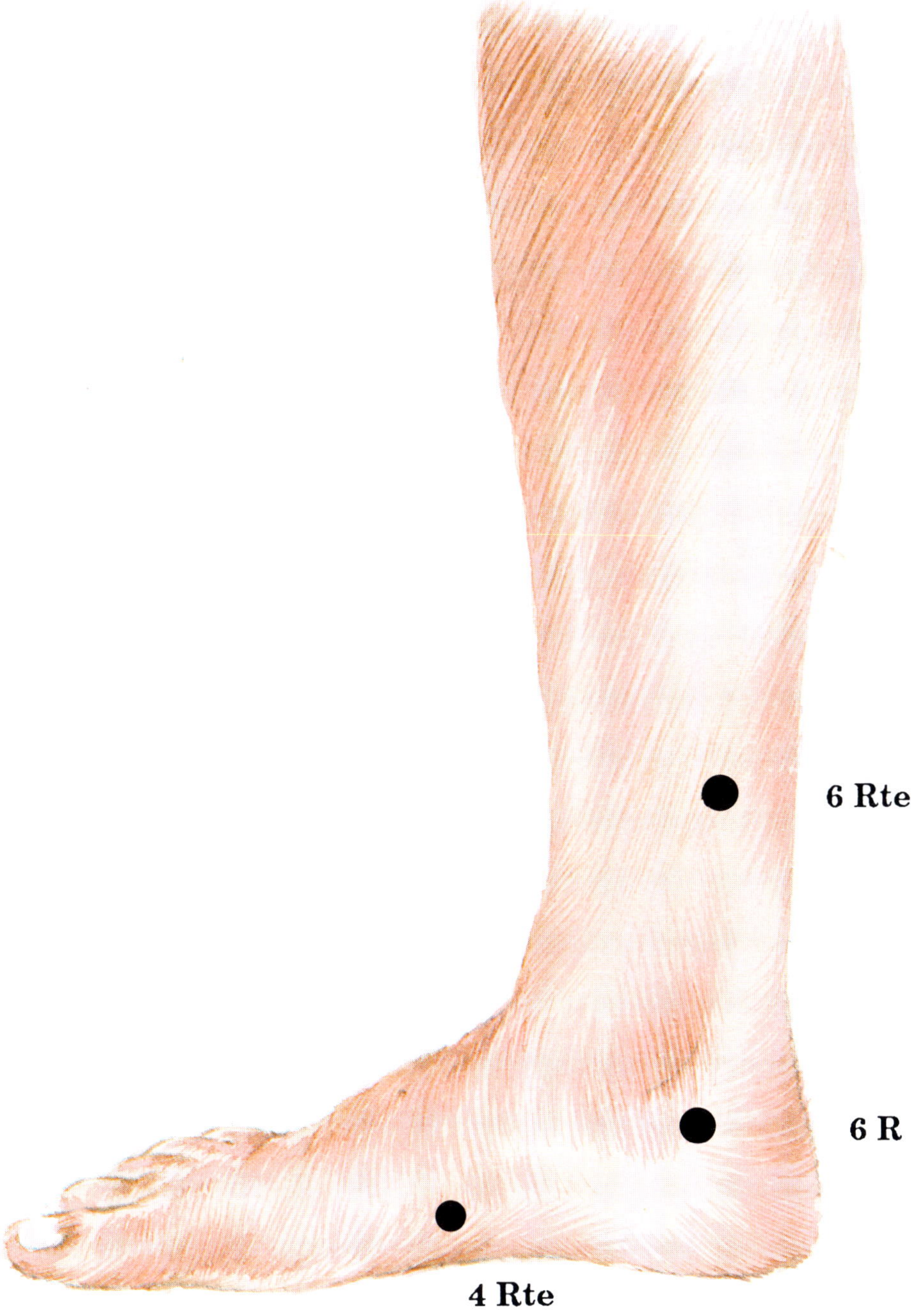
6 Rte
6 R
4 Rte

TROUBLES DE LA DIGESTION chez les enfants

Bien souvent une alimentation mal adaptée en est la cause ; devant toute chronicité consultez un spécialiste.

Le point *"Trois stades de la main"* (GI10), en tonification ; 2 cun au dessous du pli du coude.
(Voir croquis ci-contre en haut)

Puis vous masserez la zone qui va de l'extrémité de l'index jusqu'au point *"Fond de vallée"* (GI4). Avec la pulpe du pouce vous remontez cette zone 100 fois.
(Voir croquis ci-contre en bas)

DOULEURS DU COUDE

De nombreux joueurs de tennis connaissent cette douleur. Ils pourront utiliser le point *"Etang courbe"* pour récupérer leur "coup droit".

Le point *"Etang courbe"* (GI11) en dispersion ; dans le creux à l'extrémité externe du pli du coude.
(Voir croquis ci-contre en haut)

Puis vous masserez tous les points douloureux.

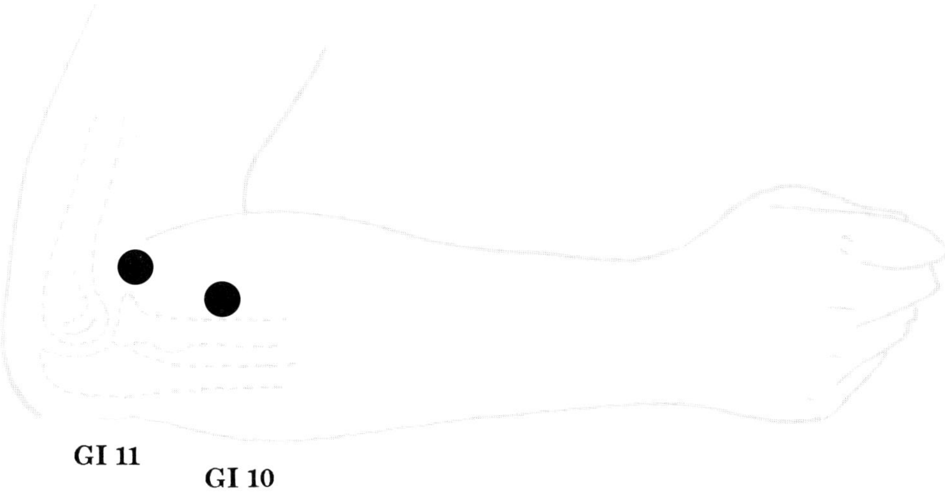
GI 11
GI 10

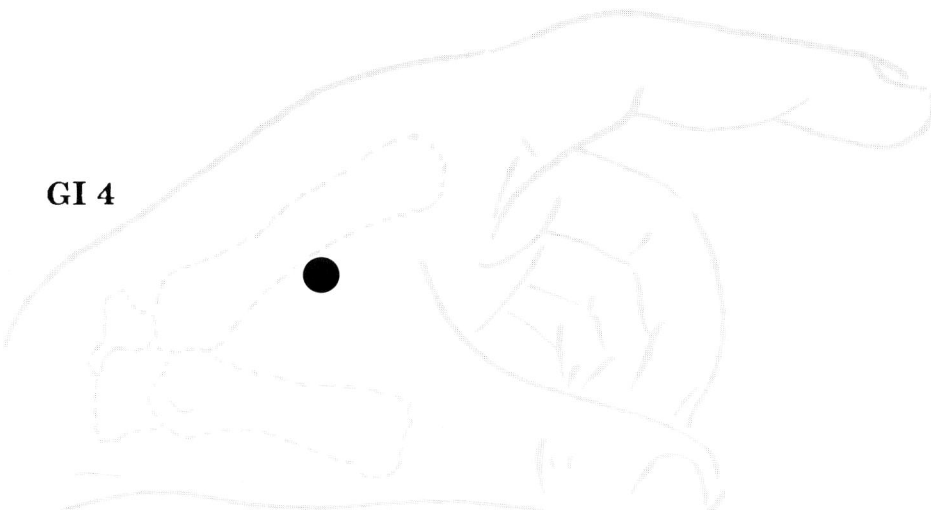
GI 4

DOULEURS DENTAIRES

Voici quelques points qui vous permettront d'attendre une visite chez le dentiste.

Le point *"Fond de vallée"* (GI4) en tonification forte, au sommet de la saillie musculaire quand on rapproche le pouce et l'index, a un effet général.
(Voir dessin ci-contre et croquis page 41)

Les points *"Grands creux"* et *"Maxillaire"* ont des effets locaux.

Le point *"Grands creux"* (E6) en dispersion ; en avant et au-dessus de l'angle du maxillaire.
(Voir dessin page 45)

Le point *"Maxillaire"* (E3) en dispersion ; au niveau du bord inférieur de l'aile du nez, à l'extérieur du sillon naso-labial.
(Voir dessin page 45)

DOULEURS DE L'EPAULE

Pour les chinois, se sont des obstructions au niveau des méridiens, principalement celui du gros intestin. Vous pouvez aussi essayer la pause de ventouses sur les points douloureux de l'articulation.

Le point *"Etang courbe"* (GI11) en dispersion ; dans le creux à l'extrémité externe du pli du coude.
(Voir dessin page 37)

En mettant le bras à l'horizontale, on voit apparaître deux creux sur l'épaule.

Le creux antérieur est *"Epaule et acromion"* (GI15) en dispersion.
(Voir dessin page 37)

Le creux postérieur est *"Creux de l'épaule"* (TR1) en dispersion.
(Voir dessin page 37)

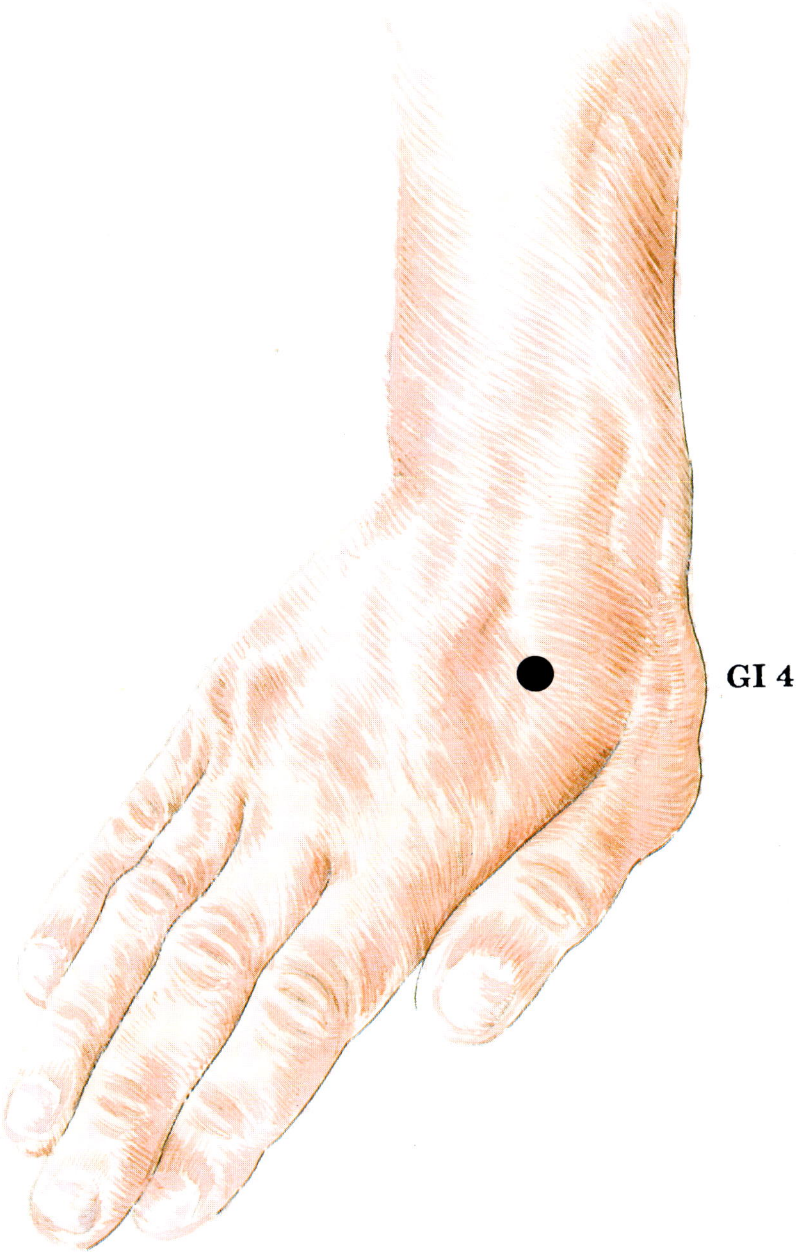
GI 4

DOULEURS DES DOIGTS

Ces deux séries de points vous aideront à lutter également contre l'engourdissement et devront être massés plusieurs fois par jour en commençant par le petit doigt.

Les points hors méridien situés sur la palme entre les 5 doigts de la main ; en dispersion forte.

(Voir croquis ci-dessous)

Les points hors méridien situés sur le dos des doigts au niveau des premières articulitions ; en dispersion forte.

(Voir croquis ci-dessous)

DOULEURS D'ESTOMAC

Ces deux points constituent en médecine traditionnelle chinoise un système de déblocage de l'organe : en redonnant de la vitalité, on chasse l'obstruction qui produit la douleur.

Le point *"Estomac central"* (VC12) en tonification, à mi-distance du nombril et du sternum.

(Voir dessin page 21)

Le point *"Assentiment d'estomac"* (V21) en dispersion, sous la 12e dorsale et à 1,5 cun de l'apophyse épineuse.

(Voir dessin page 31)

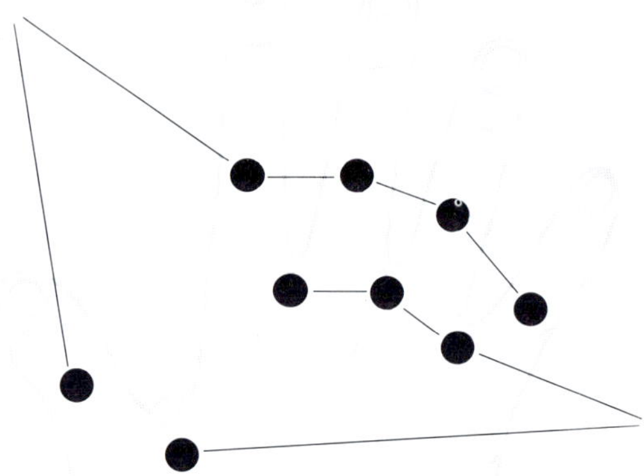

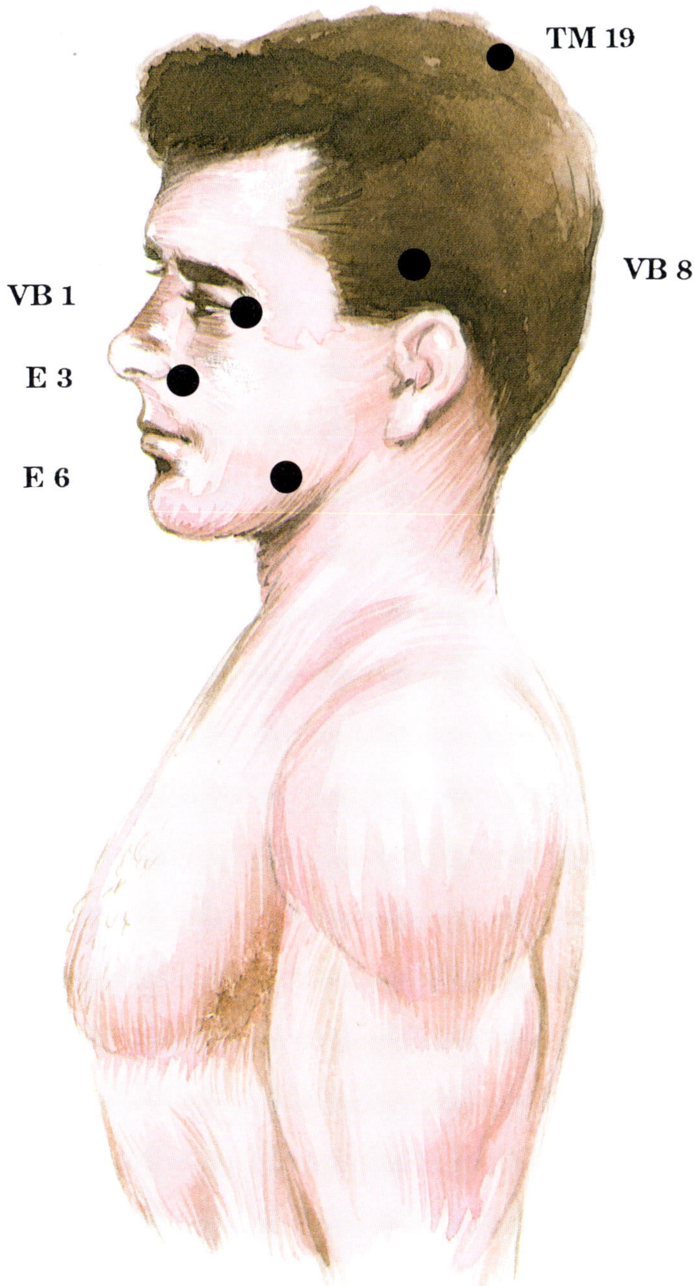
TM 19
VB 8
VB 1
E 3
E 6

DOULEURS DU GENOU

De nombreux problèmes articulaires se situant sur une autre partie du corps peuvent se répercuter sur l'articulation du genou, notamment les problèmes de la cheville. C'est pourquoi il est bon de temps en temps, de rendre visite à un ostéopathe pour une "vérification" générale.

Le point *"Source du plateau externe"* (VB34) en tonification ; en étant assis, vous trouverez ce point sous le genou, un peu en-dessous de la tête du péroné.
(Voir dessin page 29)

Deux points situés dans les "yeux" du genou sur les bords inférieurs de la rotule.

Un point au sommet de la rotule.
(Voir dessin page 29)

DOULEURS DE LA HANCHE

Les causes profondes peuvent être multiples, arthrite, arthrose, etc., ces points utilisés le matin et le soir seront un excellent complément à votre traitement.

Le point *"Demeure au trou"* (VB29), en dispersion forte ; au milieu de l'épine iliaque antérieure et supérieure et de la pointe de la tête du fémur".
(Voir croquis ci-contre)

Le point *"Sauter dans l'anneau"* (VB30), en dispersion forte ; à 1/3 de la "pointe de la tête" du fémur et le bas du sacrum.
(Voir croquis ci-contre)

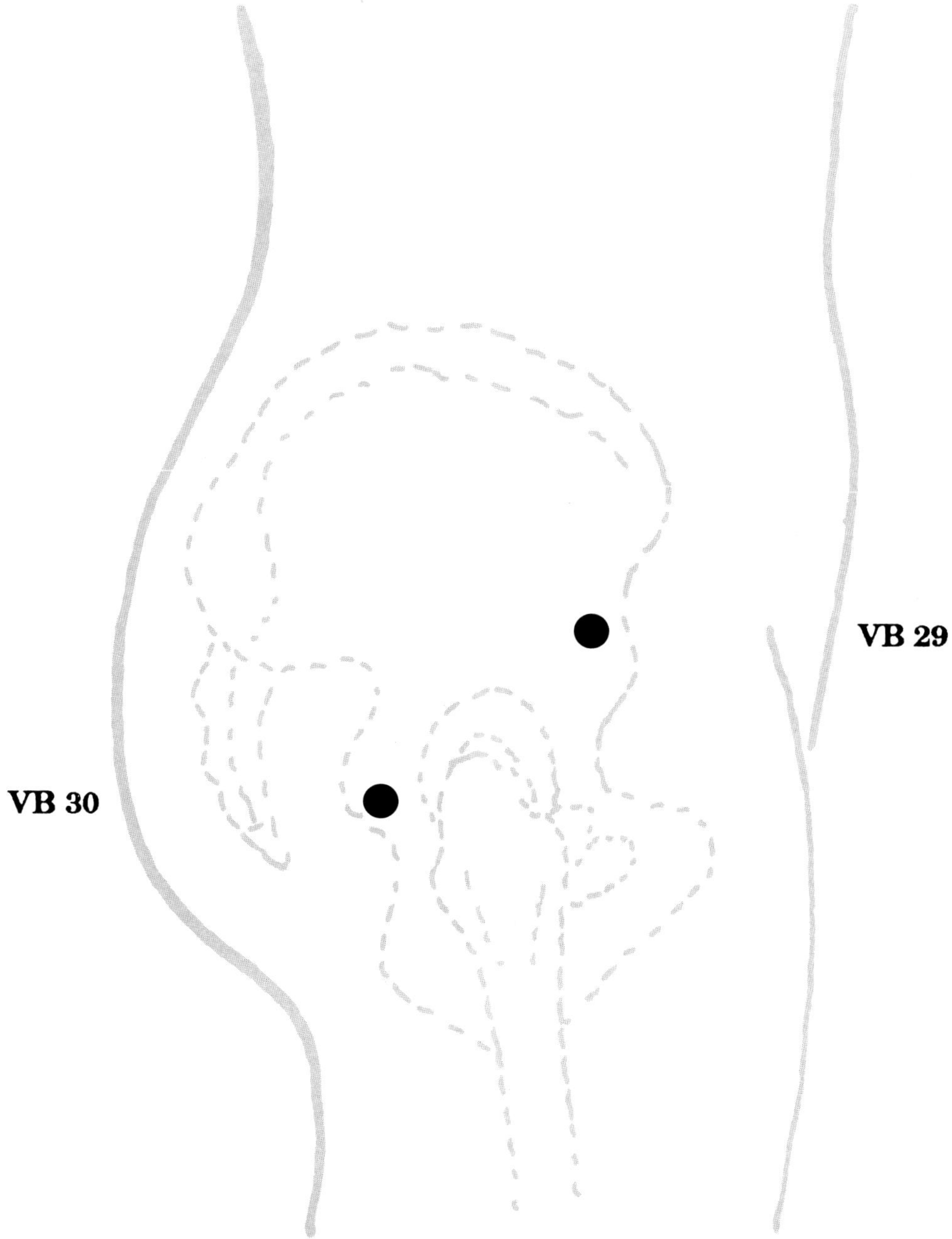
VB 29
VB 30

DOULEURS INTERCOSTALES

Pour les douleurs hautes.

Le point *"Atelier des sentiments"* (R27) ; en dispersion, dans une dépression située entre la 1ere côte et le bord inférieur de la clavicule, à 2 cun du milieu du sternum.

(Voir croquis ci-contre)

Pour les douleurs basses.

Le point *"Salle de jade"* (VC18), en dispersion ; sur le sternum au niveau du rebord inférieur de la 3e côte.

(Voir croquis ci-contre)

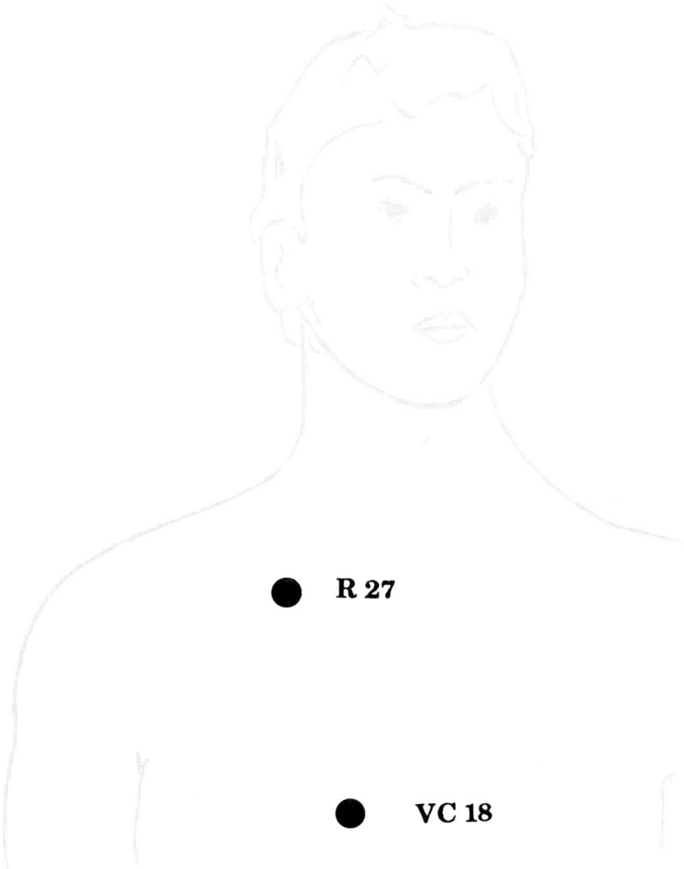
R 27
VC 18

DOULEURS LOMBAIRES

Il faut considérer deux sortes de douleurs lombaires :

1) douleur aiguë qui est souvent d'origine traumatique

2) douleur chronique qui provient d'une accumulation de fatigue dans les muscles du dos.

Dans le premier cas, en plus de la digitopuncture, il faudra parfois avoir recours aux techniques manipulatoires vertébrales.

Dans le deuxième cas, la digitopuncture et des massages de la zone lombaire suffiront.

Le point *"Vallon postérieur"* (IG3), en tonification ; en fermant à demi la main, il est à l'extrémité du pli transversal côté de l'auriculaire.

(Voir croquis ci-contre)

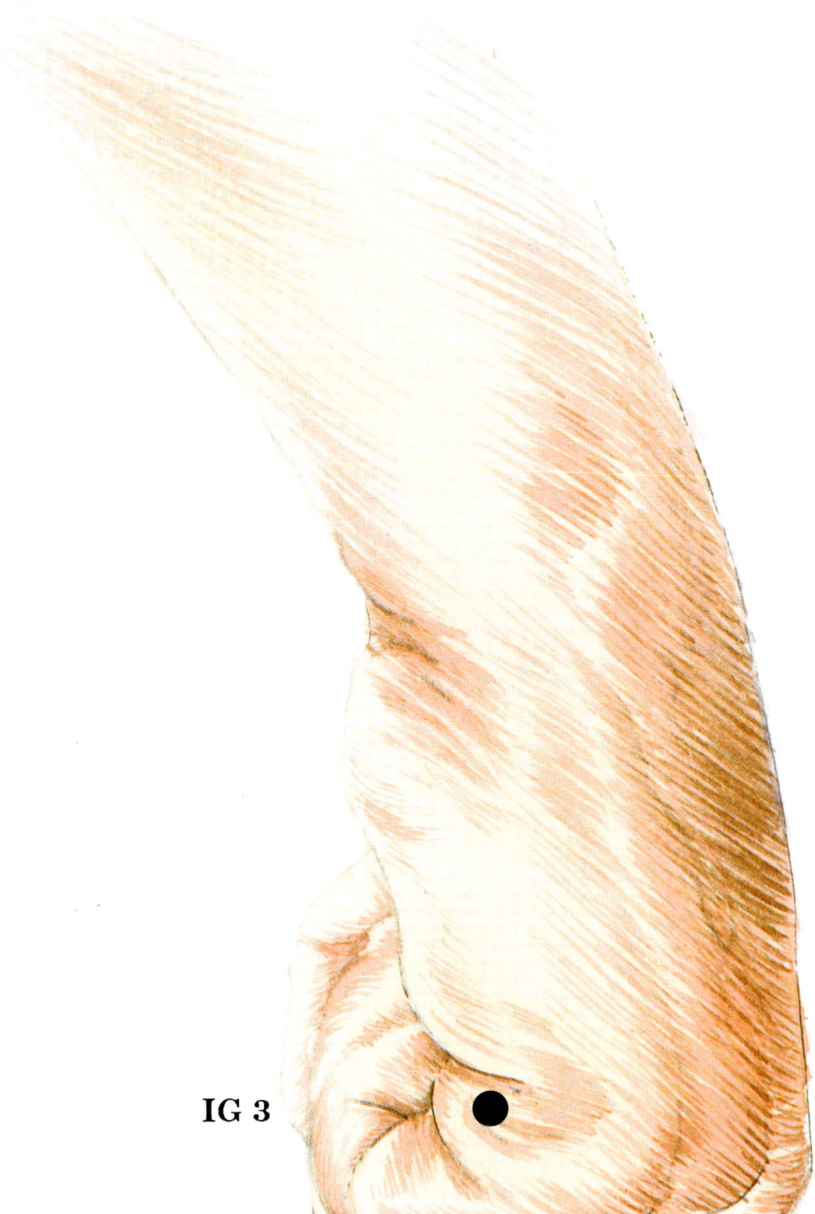
IG 3

Le point *"Mont Kroun Loun"* (V60), en tonification ; en arrière de la malléole externe et au niveau du rebord antérieur du tendon d'Achille.

(Voir dessin ci-contre)

Le point *"Milieu du soutien"* (V40), en dispersion ; au milieu du creux poplité.

(Voir dessin page 35)

Vous masserez en dispersion tous les points douloureux au niveau des lombaires.

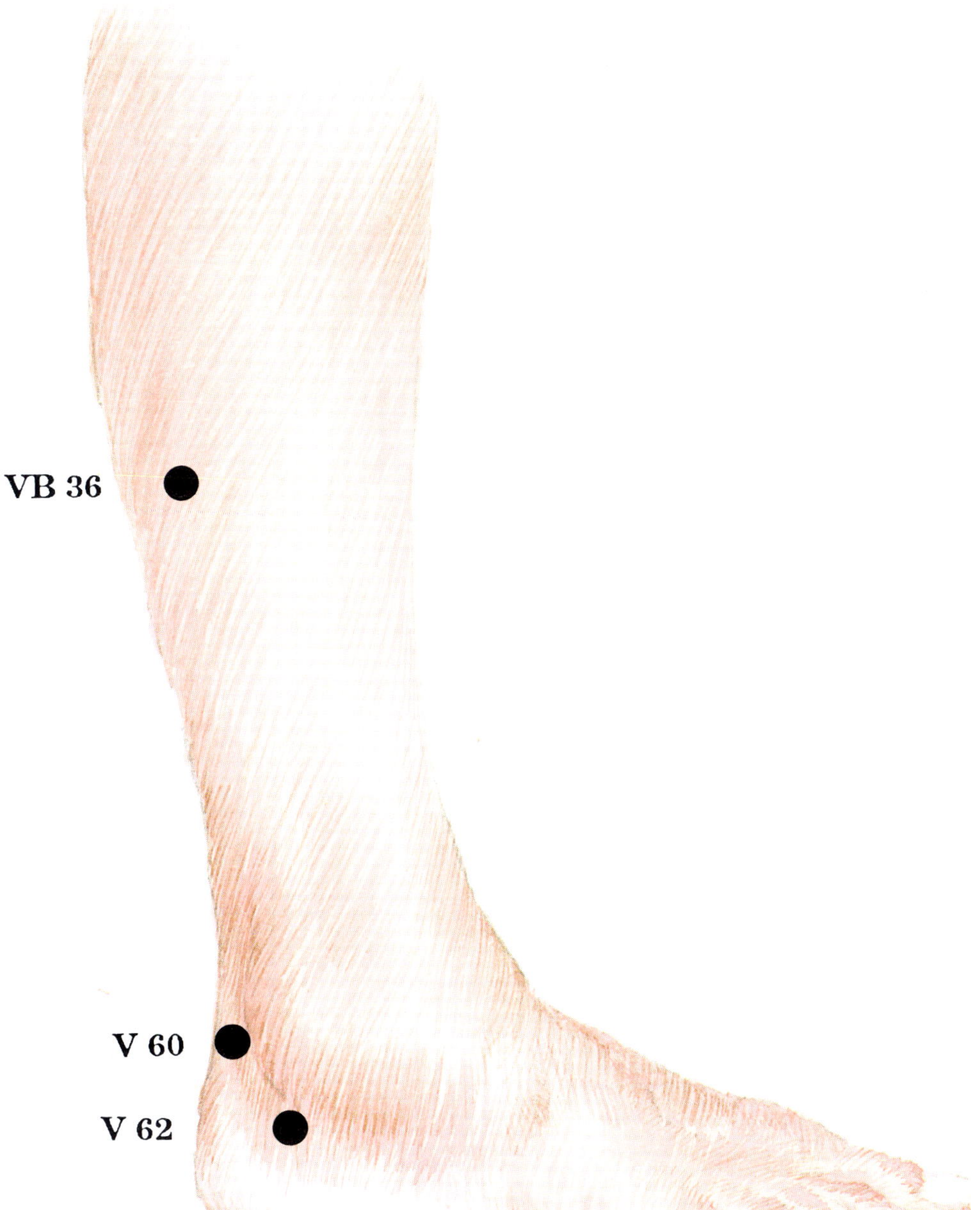
VB 36
V 60
V 62

DOULEURS PLANTAIRES

Le point *"Mont de rassemblement"* (V57), en dispersion, bas du mollet au milieu de la face postérieur.

(Voir dessin page 35)

Le point *"Source bouillonnante"* (R1), en dispersion ; à la jonction du tiers antérieur et du tiers moyen de la plante.

(Voir dessin ci-contre)

DOULEURS DES REGLES

Bien que ce soit très courant, cela ne doit pas être pris comme une fatalité. Quelques jours avant vos règles, vous pouvez commencer à appliquer la digitopuncture.

Le point *"Croisement des trois yin"* (RTE6) en dispersion ; 3 cun au-dessus de la malléole interne.

(Voir dessin page 39)

Le point *"Champ du cinabre"* (VC4) en tonification ; 2 cun au-dessus du pubis.

(Voir dessin page 21)

Le point *"Revenir"* (E29) sur le bord de la symphyse pubienne, à 2 cun de la ligne médiane.

(Voir dessin page 21)

En tonification ou en dispersion selon la sensation que vous aurez en palpant cette zone.

En effet, si à la pression du point, vous ressentez une douleur vive ou une tension forte, vous disperserez, très légèrement au début. Dans le cas contraire, vous tonifierez.

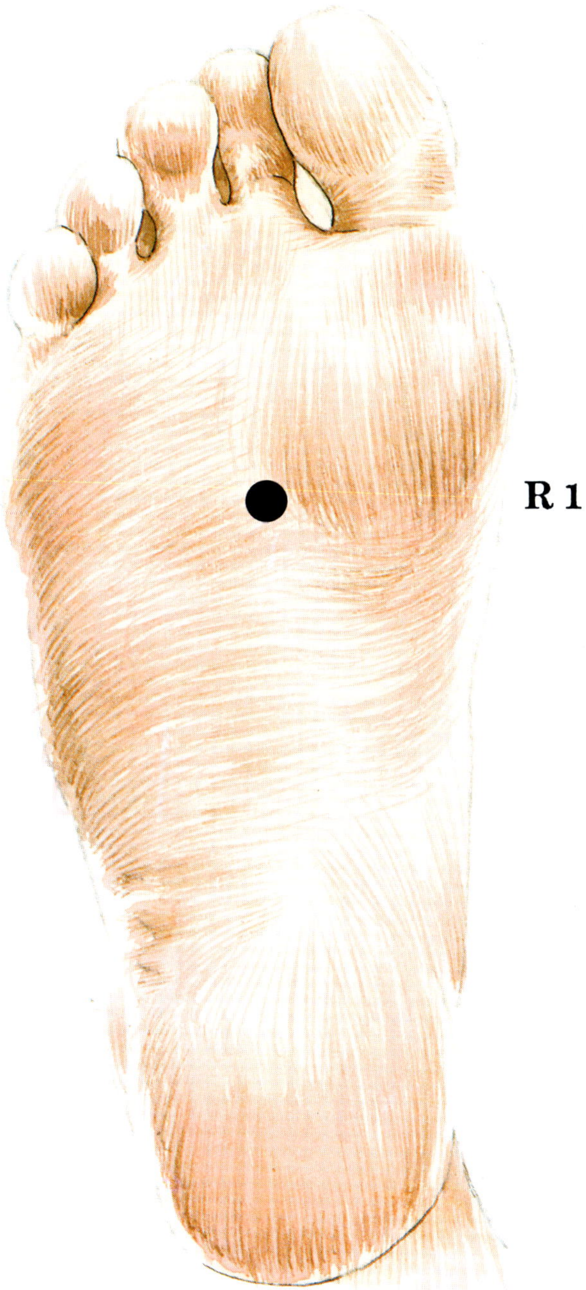
R 1

DOULEURS DE LA SCIATIQUE

Il faut distinguer deux sortes de sciatiques :

- sciatique aiguë, provenant d'un traumatisme au niveau des lombaires ou au niveau des articulations proches du nerf sciatique.
- sciatique chronique provenant d'un état général déficient.

La digitopuncture dans la sciatique aiguë soulagera vos douleurs mais ne pourra s'attaquer à la cause.

Par contre, dans un cas de chronicité, si vous prenez en compte votre état général, elle vous sera très bénéfique.

Le point *"Barrière solaire"* (TM3) en dispersion ; entre la 3e et la 4e lombaire.

(Voir dessin page 31)

Le point *"Milieu du soutien"* (V40) en dispersion, au milieu du creux poplité.

(Voir dessin page 35)

Bien masser les points situés à 1,5 cun des 3e, 4e, 5e lombaires, puis tous les points douloureux sur le trajet du nerf sciatique. Dispersion légère au début.

DOULEURS DES SEINS

Dans le cas de douleurs des seins au moment des règles, il est préférable de commencer le massage quelques jours avant leur apparition habituelle.

Le point *"Grande cloche"* (R6) en tonification ; dans le creux, 1 cun droit sous le bord inférieur de la malléole interne.

(Voir dessin page 39)

Le point *"Milieu entre les seins"* (VC17) en tonification ; juste au milieu des seins sur le sternum.

(Voir dessin page 21)

Le point *"Base des seins"* (E18) en dispersion ; directement sous le mamelon, dans le creux du sillon sous-mamelonnaire.

(Voir dessin page 21)

DOULEURS TEMPORO-MAXILLAIRES

Cette douleur est souvent provoquée par une mastication unilatérale ou par une mastication trop forte. Des affections générales telles que rhumatisme ou inflammation péri-articulaire peuvent aussi provoquer cette douleur.

Le point *"Réunion de l'ouïe"* (VB2), en avant de l'oreille, sur la tête du maxillaire dans un creux.

Pressez ce point à chaque mastication, assez fortement 10 fois de suite. Vous pouvez aussi faire des applications externes de vinaigre.

(Voir croquis ci-dessous)

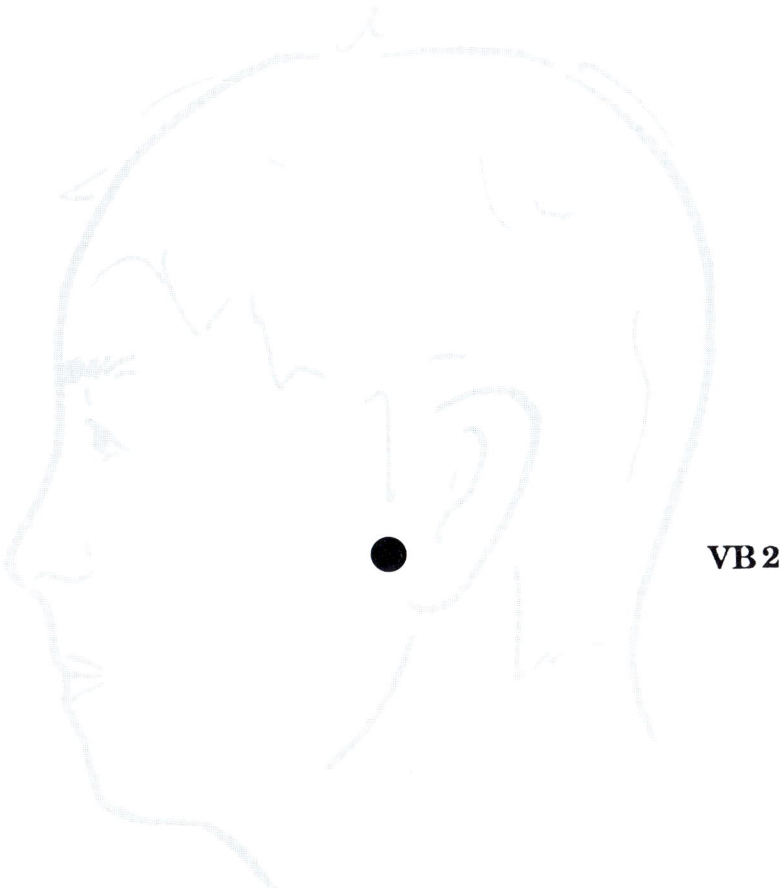

ENTORSE DU COUP DE PIED

Les points *"Larmes proches"* et *"Suprême assaut"* sont des points à masser quelle que soit la position de l'entorse. Il est souhaitable de bander la cheville le plus tôt possible.

Le point *"Larmes proches"* (VB41) en tonification et en bilatéral, dans le creux en avant de la réunion des 4e et 5e métatarsiens.
(Voir dessin page 23)

Le point *"Suprême assaut"* (F3) en dispersion ; entre le 1er et le 2e orteil, à 2 cun du bord libre de la palme.
(Voir dessin page 23)

Puis massez tous les points douloureux.

ENURESIE (chez les enfants)

C'est une difficulté à contrôler la miction durant le sommeil, qui se rencontre souvent chez les enfants de plus de 3 ans. Un environnement rassurant sera un facteur d'amélioration à ce problème très culpabilisant pour l'enfant.

On massera doucement avec la pulpe du pouce les zones de ces 3 points pendant environ 3 minutes chaque soir avant le sommeil.

Le point *"Champ du cinabre"* (VC4) ; 2 cun au-dessus du pubis.
(Voir dessin page 21)

Le point *"Croisement des trois yin"* (RTE6) ; 3 cun au-dessus de la malléole interne.
(Voir dessin page 39)

Le point *"3 stades du pied"* (E36) ; 3 cun sous la rotule et à 1 cun de la crête tibiale.
(Voir dessin page 29)

EVANOUISSEMENT

Il existe de nombreuses méthodes de réanimation en Extrême-Orient, dont la plus connue est le Kuatsu, principalement employé dans les arts martiaux.

Le point *"Source bouillonnante"* (R1), à presser très fortement ; à la jonction du tiers antérieur et du tiers moyen de la plante du pied. Spécifique pour les noyades.
(Voir dessin page 55)

Le point *"Moindre assaut"* (C9), à pincer avec force ; sur l'auriculaire, légèrement en arrière de la partie interne de l'ongle.
(Voir dessin page 28)

Vous pouvez aussi piquer le bout des doigts de la main ou des orteils, très rapidement, pour faire sortir une petite goutte de sang.

FATIGUE GENERALE

Depuis l'antiquité, les Chinois se servent principalement d'un seul point contre la fatigue : le *"3 stades du pied"* qu'ils chauffent à l'aide de plantes médicinales roulées en cigares (les Moxas). Vous pouvez aussi tonifier le point *"Palais des 100 fatigues"*.

Le point *"3 stades du pied"* (E36) en tonification ; 3 cun sous la rotule et à 1 cun de la crête tibiale.
Vous pouvez le chauffer avec un sèche-cheveux par exemple, faire plusieurs séries de 10 jours.
(Voir dessin page 29)

Le point *"Palais des 100 fatigues"* (TM14) en tonification, sous la 7e cervicale.

FATIGUE DES JAMBES

Elle est souvent due à une mauvaise circulation veineuse et de plus, la vie moderne aggrave cette fatigue. La marche et le repos, jambes surélevées, seront des facteurs bénéfiques.

Le point *"3 stades du pied"* (E36) en tonification ; 3 cun sous la rotule et à 1 cun de la crête tibiale.
(Voir dessin page 29)

Le point *"Intervalle externe"* (VB36) en dispersion ; 7 cun au-dessus de la malléole externe, 1 cun en arrière.
(Voir dessin page 53)

FATIGUE DES YEUX

En énergétique chinoise, les yeux sont en étroite relation avec le foie et il serait bon de compléter la digitopuncture par une alimentation spécifique à l'équilibre du foie.

Le point *"Suprême assaut"* (F3) en tonification ; entre le 1er et le 2e orteil, à 2 cun du bord libre de la palme.
(Voir dessin page 23)

Le point *"Trou de prunelle"* (VB1) en tonification ; 0,5 cun du bord externe de l'œil.

(Voir dessin page 45)

FIEVRE

La fièvre est une réaction normale de l'organisme à une agression, mais l'élévation de la température du corps n'est pas toujours proportionnelle à la gravité de la maladie.

Dans les cas de forte fièvre, vous pouvez utiliser ces points :

Le point *"Etang courbe"* (GI11) en dispersion ; dans le creux à l'extrémité externe du pli du coude.

(Voir dessin page 37 et croquis page 41)

Le point *"Palais des 100 fatigues"* (TM14) en dispersion, sous la 7e cervicale.

(Voir dessin page 33)

HEMORROÏDES

La congestion veineuse du bas-ventre peut être atténuée par une alimentation sans épices fortes, sans alcool et en évitant les positions assises prolongées.

Le point *"A côté du rang"* (V54), en dispersion ; au milieu de la fesse au niveau du bord supérieur de l'articulation du fémur dans la hanche.

(Voir croquis ci-contre)

Le point *"Trou inférieur"* (V34), en dispersion ; dans le trou du 4e trou sacré sous le bout de l'auriculaire.

(Voir croquis ci-contre)

IMPUISSANCE

Les causes de l'impuissance peuvent être traumatiques, psychologiques, physiologiques. Ces points redonneront de l'énergie à l'appareil génital.

Le point *"Assentiment des reins"* (23V) en tonification ; 1 cun de la 2e lombaire au niveau de la pointe de la 11e côte.

(Voir dessin page 31)

Le point *"Porte de la destinée"* (TM4) en tonification, entre la 2e et la 3e lombaire.

(Voir dessin page 31)

Le point *"Champ du cinabre"* (VC4) en tonification ; 2 cun au-dessus du pubis.

(Voir dessin page 21)

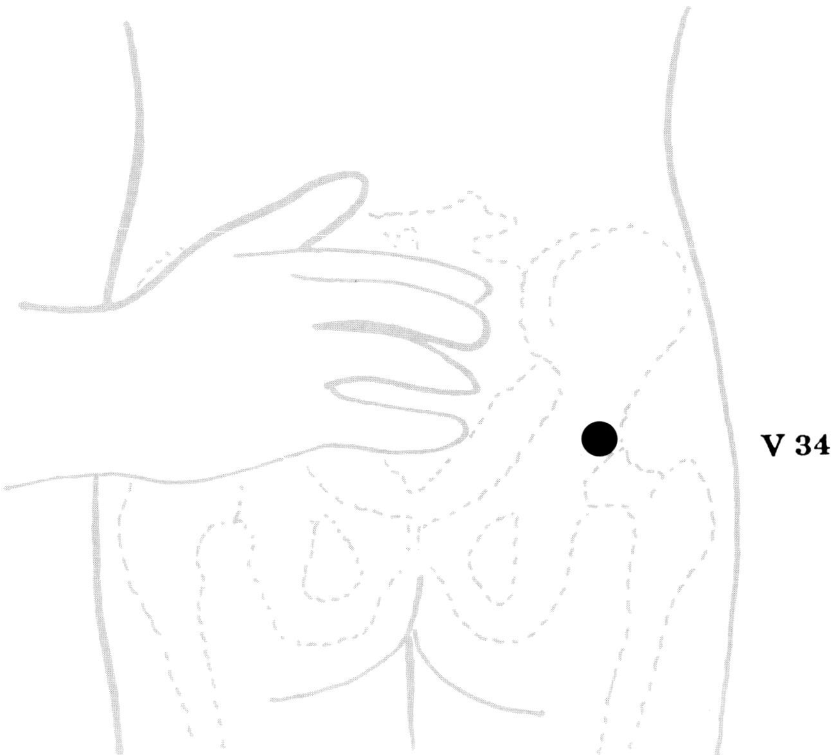
V 34

INSOMNIE

Les insomnies passagères peuvent être traitées par ces 2 points. Les insomnies chroniques demandent un rééquilibrage énergétique général de la personne.

Le point *"Vaisseau traversant"* (V62) en dispersion ; 1 cun sous la malléole externe.
(Voir dessin page 53)

Le point *"Grande cloche"* (R6) en tonification ; dans le creux, 1 cun droit sous le bord inférieur de la malléole interne.
(Voir dessin page 39)

Massez régulièrement, plusieurs séries de 10 jours si nécessaire.

INTOXICATION

Ces points diminueront les effets nocifs dus au "manque", ce qui vous permettra de passer plus facilement le cap des premiers temps.

Le point *"Vallée d'assemblée"* est à utiliser dans les deux cas.

Le point *"Vallée d'assemblée"* (VB8) en dispersion ; 2 cun du sommet de l'oreille.
(Voir dessin page 45)

ALCOOL

Le point *"Cent réunions"* (TM20) en tonification, au sommet de la ligne joignant les deux oreilles.
(Voir dessin page 45)

Le point situé au bout du nez est à masser en cas d'ivresse.

TABAC

Le point *"Fond de vallée"* (GI4) en tonification, au sommet de la saillie musculaire quand on rapproche le pouce et l'index.
(Voir dessin page 43 et croquis page 41)

Le point *"Rencontre des parfums"* (GI20) en dispersion entre le sillon naso-labial et le milieu du bord externe de l'aile du nez.
(Voir dessin ci-contre)

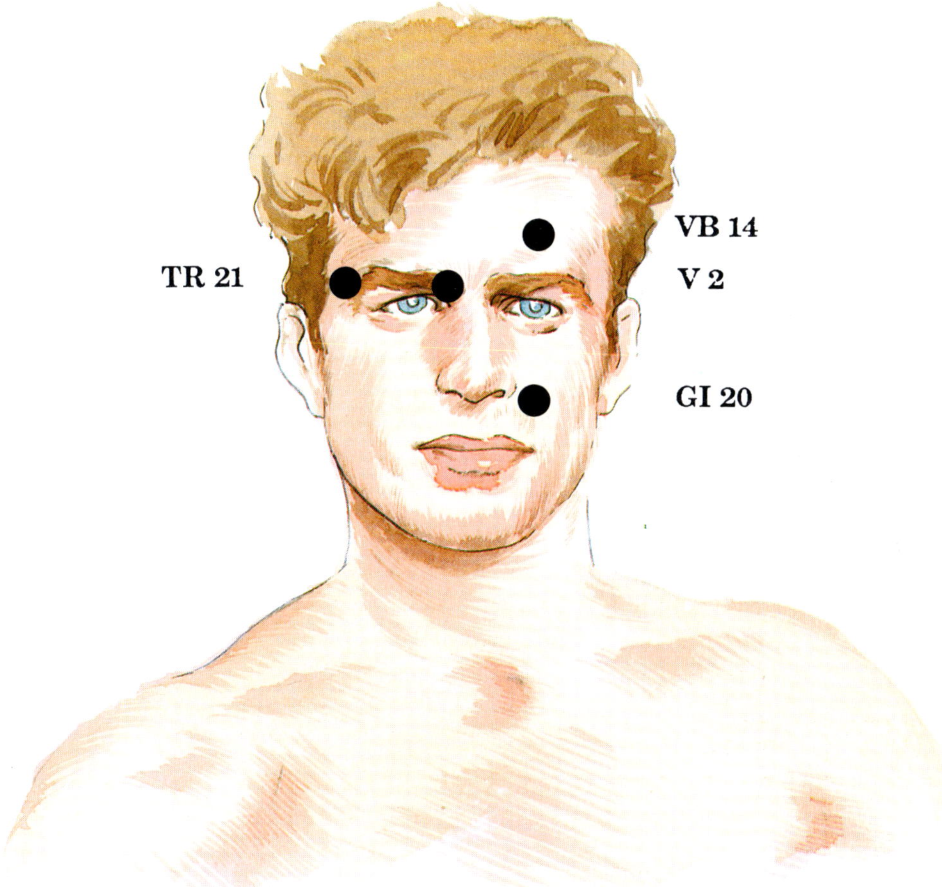

VB 14
TR 21
V 2
GI 20

MAUX DE GORGE

Les points cités ne vous permettront pas de lutter contre une angine, mais pourront s'ajouter à un traitement plus approprié.

Le point *"Fond de vallée"* (GI4) en tonification ; au sommet de la saillie musculaire, quand on rapproche le pouce et l'index.
(Voir dessin page 43)

Le point *"Moindre marchand"* (P11) en dispersion ; à l'angle du pouce côté index.
(Voir dessin page 28)

MAUX DE TETE

Les céphalées chroniques et les migraines à répétition sont à traiter avec précaution et ne relèvent pas de la digitopuncture seule.

Le point *"Fond de vallée"* (GI4) en tonification ; au sommet de la saillie musculaire quand on rapproche le pouce et l'index. Point général pour toutes les céphalées.
(Voir dessin page 43 et croquis page 41)

MAUX DE TETE TEMPORAUX

Le point *"Bambou à fil"* (TR21) en dispersion ; à l'extrémité du sourcil.
(Voir dessin page 63)

MAUX DE TETE FRONTAUX

Le point *"Etang du vent"* (VB20) en dispersion ; juste dans un creux sous la protubérance occipitale, vous devez obtenir une sensation au niveau de l'œil.
(Voir dessin page 33)

Le point entre les sourcils en dispersion.

Le point *"Blancheur étendue"* (VB14) en dispersion ; 2 cun au-dessus du milieu du sourcil.
(Voir dessin page 63)

MAUX DE TETE OCCIPITAUX

Masser les points douloureux sur le rebord de l'os occipital.

NAUSEES

Dans le cas où les nausées proviendraient d'un état nerveux profond, vous utiliserez les points de l'anxiété au préalable.

Le point *"Palais des fatigues"* (MC8) en dispersion ; au milieu de la paume, entre le médius et l'annulaire, les doigts étant fléchis.
(Voir dessin page 19)

Le point *"Source des centres vitaux"* (VC15) en dispersion, sous l'appendice xyphoide (bas du sternum).
(Voir dessin page 21)

PALPITATIONS

Les palpitations sont souvent le signe d'un déséquilibre profond de l'organisme et sont fréquentes le soir. Ces points calmeront cette manifestation cardiaque, ce qui vous permettra de vous endormir rapidement.

Le point *"Barrière interne"* (MC6) en dispersion ; 2 cun au-dessus du milieu du poignet, face ventrale.
(Voir dessin page 19)

Le point *"Grande Barrière"* (VC14) en tonification ; 2 cun sous l'extrémité inférieure du sternum.
(Voir dessin page 21)

PERTE DES CHEVEUX

Il est ici question de stopper ou de freiner une calvitie précoce, un blanchissement des cheveux prématuré.

Ce traitement peut être long et demande une grande régularité.

Le point *"Milieu du soutien"* (V40), en dispersion ; au milieu du creux poplité.
(Voir dessin page 35)

Le point *"Cent réunion"* (TM20), en tonification, au sommet de la ligne joignant les 2 oreilles.
(Voir dessin page 45)

RHUME

Le point *"Fond de vallée"* (GI4) en tonification ; au sommet de la saillie musculaire quand on rapproche le pouce et l'index.

(Voir dessin page 43)

Le point *"Plusieurs creux"* (P7) en dispersion ; sur le bord de l'avant-bras côté pouce, 3 cun au-dessus du pli du poignet.

(Voir dessin page 19)

SAIGNEMENT DE NEZ

Vous pouvez poser de la glace ou un objet froid sur le point *"Palais des 100 fatigues"* (TM14) ; sous la 7e cervicale.

(Voir dessin page 33)

Ou bien effectuer de fortes pressions sur le point *"Fond de vallée"* (GI4), au sommet de la saillie musculaire quand on rapproche le pouce et l'index.

(Voir dessin page 43)

SINUSITE

De nombreux patients témoigneront de l'efficacité de l'acupuncture contre les sinusites rebelles.

Vérifiez bien que votre sinusite n'ait pas sa source au niveau d'une infection dentaire.

Faire dans un premier temps les points du Rhume.

DOULEURS AU NIVEAU DES ARCADES SOURCILLIERES

Le point *"Bambou amassé"* (V2) en dispersion ; à la racine des sourcils et à la base du nez.

(Voir dessin page 63)

DOULEURS AU NIVEAU DES MAXILLAIRES

Le point *"Maxillaires"* (E3) en dispersion ; au niveau du bord inférieur de l'aile du nez, à l'extérieur du sillon naso-labial.

(Voir dessin page 45)

SOINS DU VISAGE

MASSAGE COMPLET DU VISAGE (excellent exercice de relaxation)

- Avec la pulpe de l'index, du majeur et de l'annulaire, vous massez de bas en haut en commençant au niveau de l'extrémité interne du sourcil.

- Puis vous massez avec la pulpe du pouce la zone située entre les sourcils. Après avoir étiré les sourcils vers les tempes, vous effectuez une petit massage de celle-ci.

- Toujours à l'aide des 3 grands doigts, lissez les pommettes du nez vers le lobe des oreilles.

- Faites de même en partant des lèvres et du milieu du menton, toujours vers le lobe des oreilles.

- Enfin, vous massez le pavillon des oreilles avec le pouce et l'index puis vous terminez par de petits étirement du lobe.

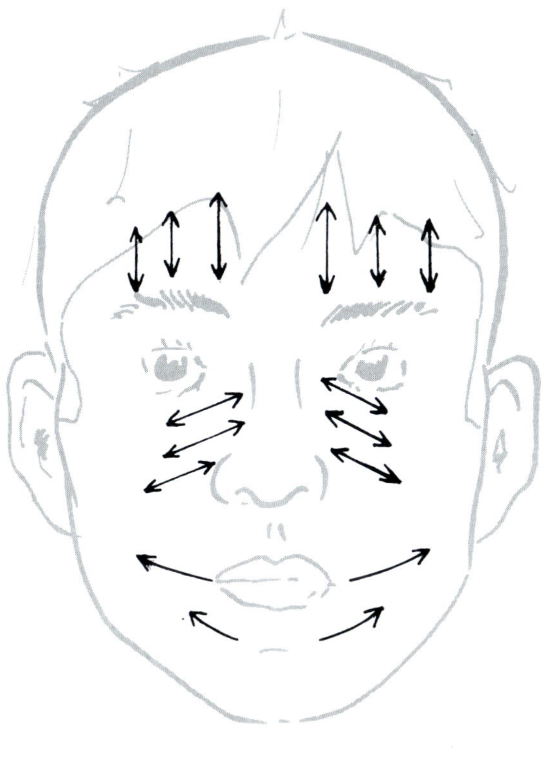

SOINS DES YEUX

Bien qu'il y ait 3 petits paragraphes différenciés, il est vivement recommandé de pendre le temps de s'arrêter sur tous les points cités et d'être très assidu.

RIDES AU COIN DES YEUX

Le point *"Trou de prunelle"* (VB1), en dispersion légère ; 1/2 cun du coin de l'œil vers les oreilles.
(Voir croquis ci-contre)

PAUPIERE SUPERIEURE LOURDE

Le point hors méridien situé au milieu du sourcil ; en dispersion.
(Voir croquis ci-contre)

Le point *"Bambou à fil"* (TR21), en dispersion ; à l'extrémité du sourcil.
(Voir croquis ci-contre)

PAUPIERE INFERIEURE LOURDE (poche sous les yeux)

Le point *"Reçoit des larmes"* (E1), en dispersion légère ; bord inférieur de l'orbite au milieu de l'œil.
(Voir croquis ci-contre)

Le point hors méridien situé à 1/2 cun du précédent, horizontalement et vers l'extérieur ; en dispersion légère.
(Voir croquis ci-contre)

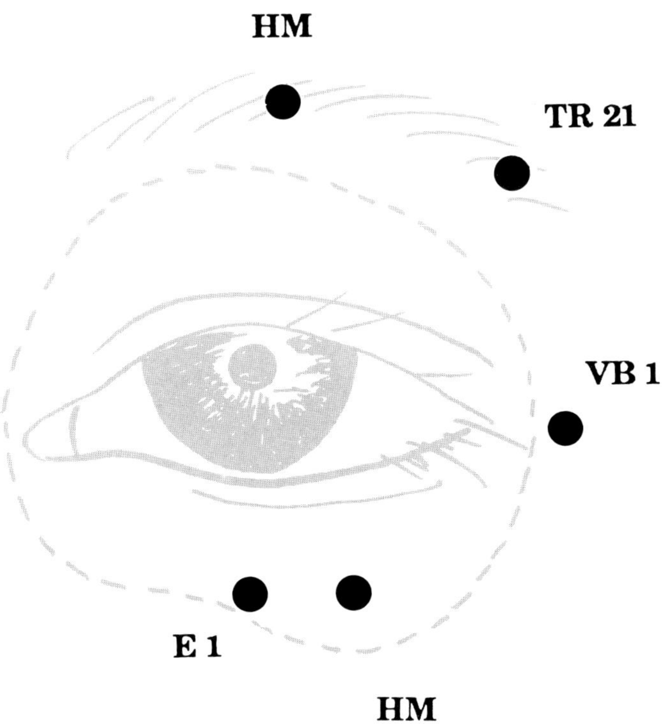
HM
TR 21
VB 1
E 1
HM

TORTICOLIS

Prêtez attention aux torticolis fréquents chez les enfants, ils sont très souvent le signe de troubles graves.

Le point *"Vallon postérieur"* (IG3) en tonification ; en fermant à demi la main, il est à l'extrémité du pli transversal côté de l'auriculaire.

(Voir dessin page 51)

Le point *"Milieu d'épaule"* (15IG) en dispersion ; 2 cun en dehors de l'apophyse de la 7e cervicale.

(Voir dessin page 33)

Vous ajouterez les points douloureux au niveau des cervicales. Durant toute la durée du traitement, effectuez des petits mouvements de tête.

MASSAGES

MASSAGE ENERGETIQUE DE LA PARTIE POSTERIEURE DU CORPS

C'est un massage dont l'effet est une tonification générale et qui, pour cette raison, ne devra pas se pratiquer le soir avant de se coucher.

Le massage consiste en un profond pétrissage du corps le long du trajet du méridien de la "Vessie" en s'arrêtant plus longuement sur les zones tendues ou douloureuses.

Ce massage s'effectue de haut en bas avec la pulpe du pouce. Gardez les mains au contact de la peau, utilisez abondamment une huile pour faciliter le massage.

Commencez par la jambe gauche puis la droite et remontez simultanément des 2 côtés de la colonne.

N'ayez pas peur de bien appuyer, la peau doit légèrement rougir.

Méridien de la vessie,
trajet unilatéral.

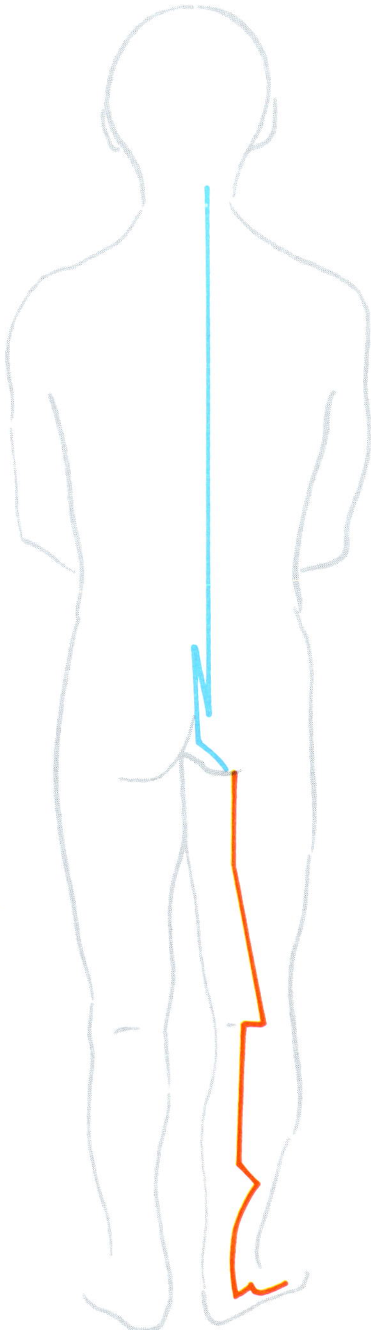

MASSAGE DES PIEDS

Il peut sembler étrange de voir apparaître une cartographie des zones de projection des organes et des fonctions de l'organisme sur la voûte plantaire dans un livre de digitopuncture, car cette pratique est surtout connue sous le terme "réflexothérapie plantaire". Cependant, il semble que les orientaux la pratiquent depuis longtemps, notamment au Japon.

Bien que plusieurs méridiens aient un trajet passant par le dos du pied et les orteils, rien ne permet d'expliciter ces correspondances au niveau de la voûte plantaire.

De même aucune théorie scientifique n'a pu justifier la réflexothérapie plantaire.

Quoiqu'il en soit, le massage de ces zones donne d'étonnants résultats et n'est pas à négliger.

MASSAGE DES ZONES DU PIED

Il est préférable de s'asseoir et de prendre le pied du partenaire sur ses genoux de manière à avoir sa voûte plantaire bien dégagée. Après avoir enduit vos pouces d'un produit gras qui facilite le massage, vous commencerez un véritable ponçage des zones.

Le massage doit être assez profond et énergique si vous voulez déceler les zones douloureuses et les concrétions qui vous désigneront les points à masser.

Chaque point peut être massé 5 minutes, mais comptez surtout sur votre régularité journalière ; la disparition des concrétions et zones douloureuses peut être lente.

Terminez par un petit "pétrissage" général du pied en ne pensant qu'au simple plaisir de votre partenaire.

Vous pouvez aussi effectuer un massage plus général à l'aide de vos poings fermés en tapotant toutes les zones par petits coups répétés.

Une autre technique consiste à prendre un objet cylindrique ou une balle et à l'aide du poids de votre corps, vous pétrissez les zones douloureuses.

La civilisation moderne néglige cette partie du corps. Pourtant, le simple fait de marcher pieds nus ou de vous masser de temps en temps vous redonnera de la vitalité.

DOS DU PIED

1 - Diaphragme
2 - Poitrine (seins)
3 - Point d'équilibre
4 - Larynx et trachée
5 - Amygdales
6 - Amygdales
7 - Maxillaire inférieur
8 - Maxillaire supérieur.

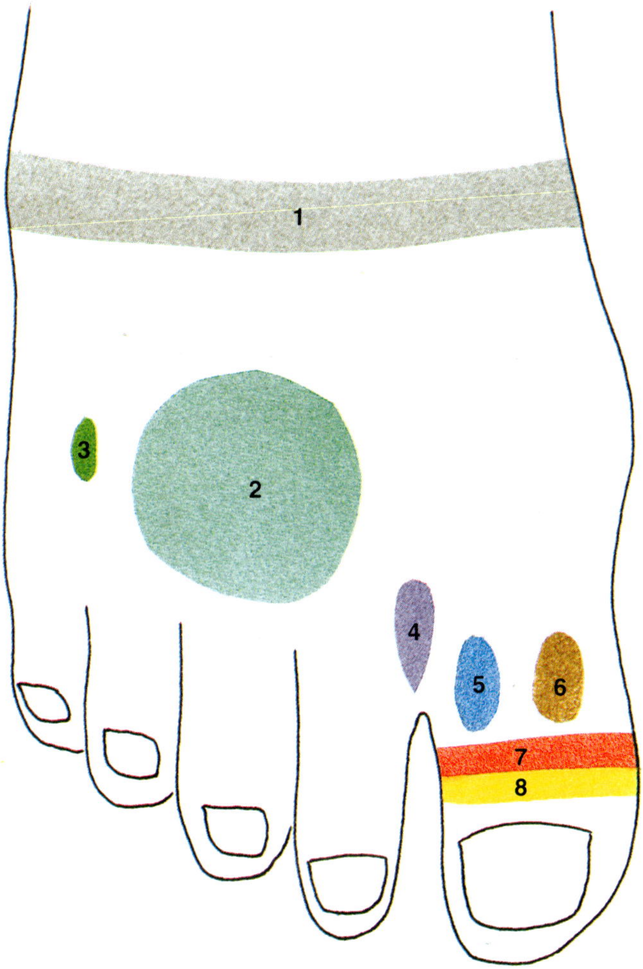

PIED GAUCHE

1 - Sinus
2 - Tête, cerveau, hémisphère droit
3 - Nez
4 - Nuque
5 - Oeil droit
6 - Oreille droite
7 - Ceinture scapulaire gauche
8 - Poumon gauche
9 - Cœur
10 - Plexus solaire
11 - Estomac
12 - Duodénum
13 - Pancréas
14 - Rein gauche
15 - Uretère gauche
16 - Vessie
17 - Côlon transverse
18 - Côlon descendant
19 - Rectum
20 - Intestin grêle
21 - Genou gauche
22 - Glandes génitales gauches.

PIED GAUCHE

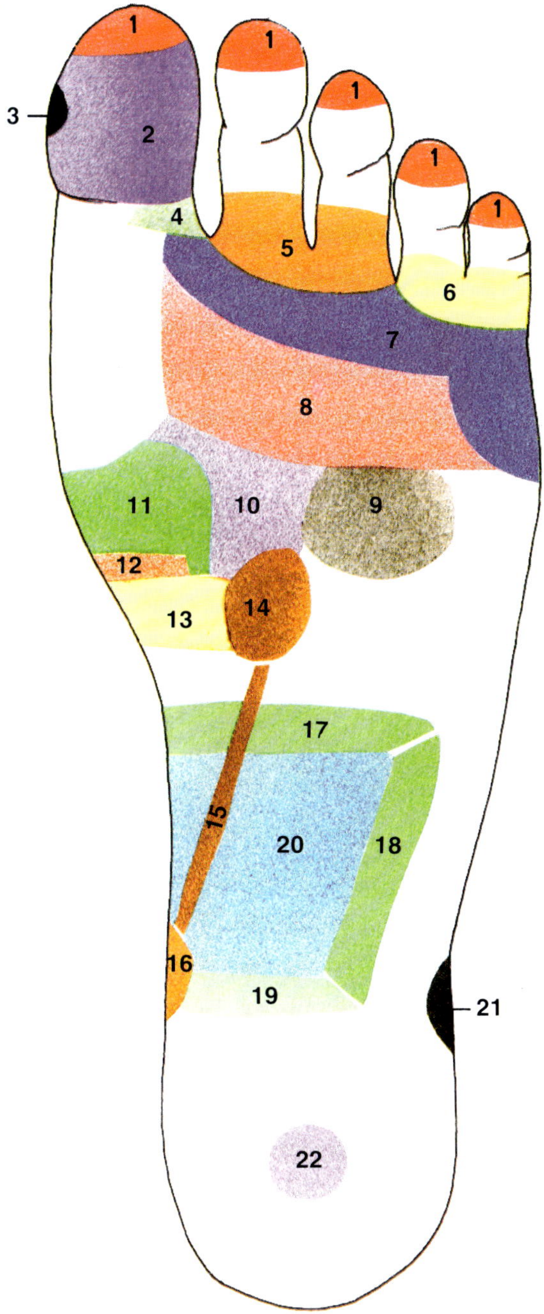

PIED DROIT

1 - Sinus
2 - Tête, cerveau, hémisphère gauche
3 - Nez
4 - Nuque
5 - Oeil gauche
6 - Oreille gauche
7 - Ceinture scapulaire droite
8 - Poumon droit
9 - Foie
10 - Vésicule biliaire
11 - Plexus solaire
12 - Estomac
13 - Pancréas
14 - Duodénum
15 - Rein droit
16 - Uretère droit
17 - Vessie
18 - Côlon transverse
19 - Côlon ascendant
20 - Intestin grêle
21 - Genou droit
22 - Glandes génitales droites.

PIED DROIT

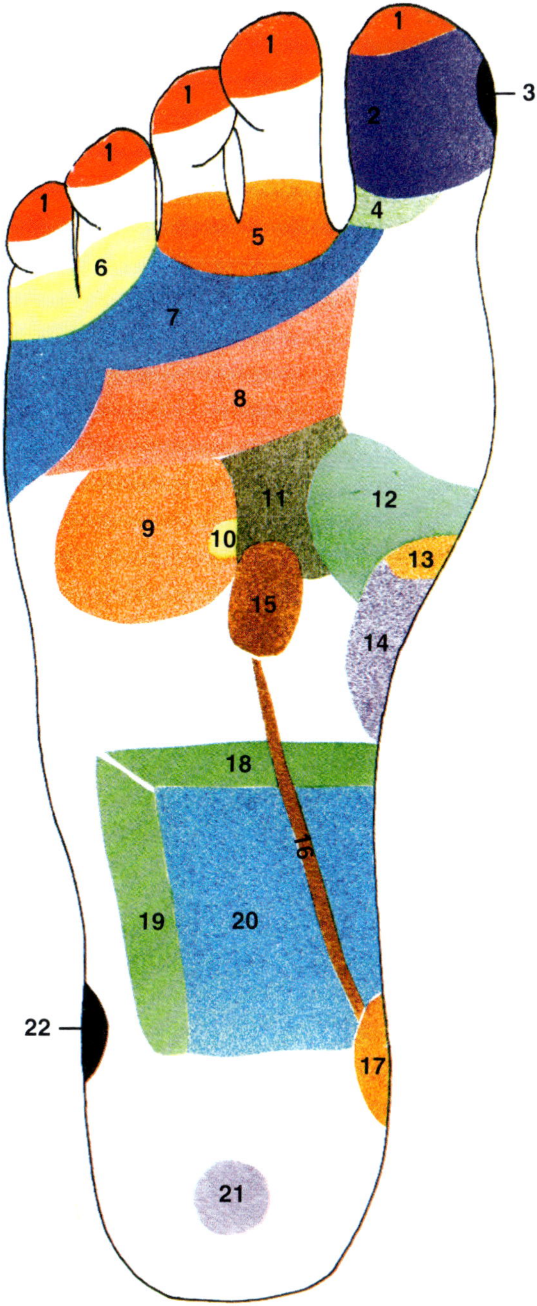

EXTERIEUR DU PIED

1 - Abdomen
2 - Glandes génitales
3 - Hanche
4 - Thorax
5 - Genou
6 - Diaphragme
7 - Poitrine
8 - Epaule
9 - Tempes.

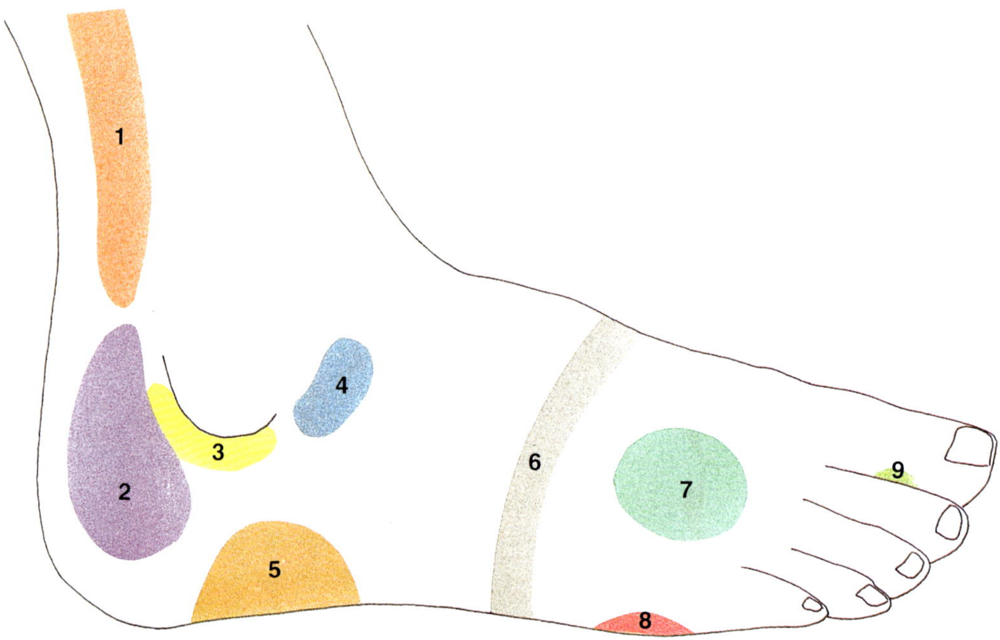

INTERIEUR DU PIED

1 - Rectum
2 - Utérus ou prostate
3 - Hanche
4 - Aîne
5 - Abdomen
6 - Pénis, vagin
7 - Vessie
8 - Sacrum et coccyx
9 - Colonne lombaire
10 - Colonne dorsale
11 - Colonne cervicale
12 - Nez.

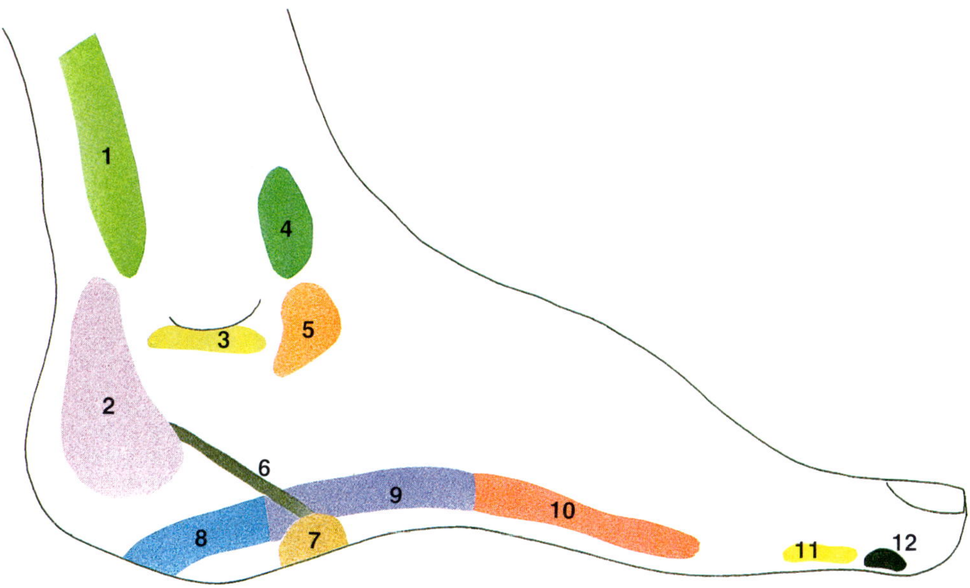

RELAXATION

RELAXATION COREENNE

Votre partenaire s'allonge à terre sur le dos dans un endroit bien tempéré, son corps doit être droit.

En se tenant au-dessus de lui, vous prenez ses jambes par-dessous et secouez pour bien relaxer, vous faites de même au niveau de la taille.

Puis, en prenant les épaules par dessous, vous les mettez bien à plat ainsi que les bras avec les paumes de mains tournées vers le haut, le plus détendu possible. Toute la colonne vertébrale doit être bien étirée.

Vous vérifiez la rectitude du corps.

Sur chaque bras, vous masserez en dispersion les points suivants :

Le point *"Fond de vallée"* (GI4) ; au sommet de la saillie musculaire quand on rapproche le pouce et l'index.
(Point sous le bout du pouce, voir dessin ci-contre)

Le point *"Barrière externe"* (TR5) ; 2 cun au-dessus du pli dorsal du poignet entre radius et cubitus.
(Voir dessin ci-contre)

Le point *"Plusieurs creux"* (P7) ; sur le bord de l'avant-bras, côté pouce, 3 cun au-dessus du pli du poignet.
(Voir dessin ci-contre)

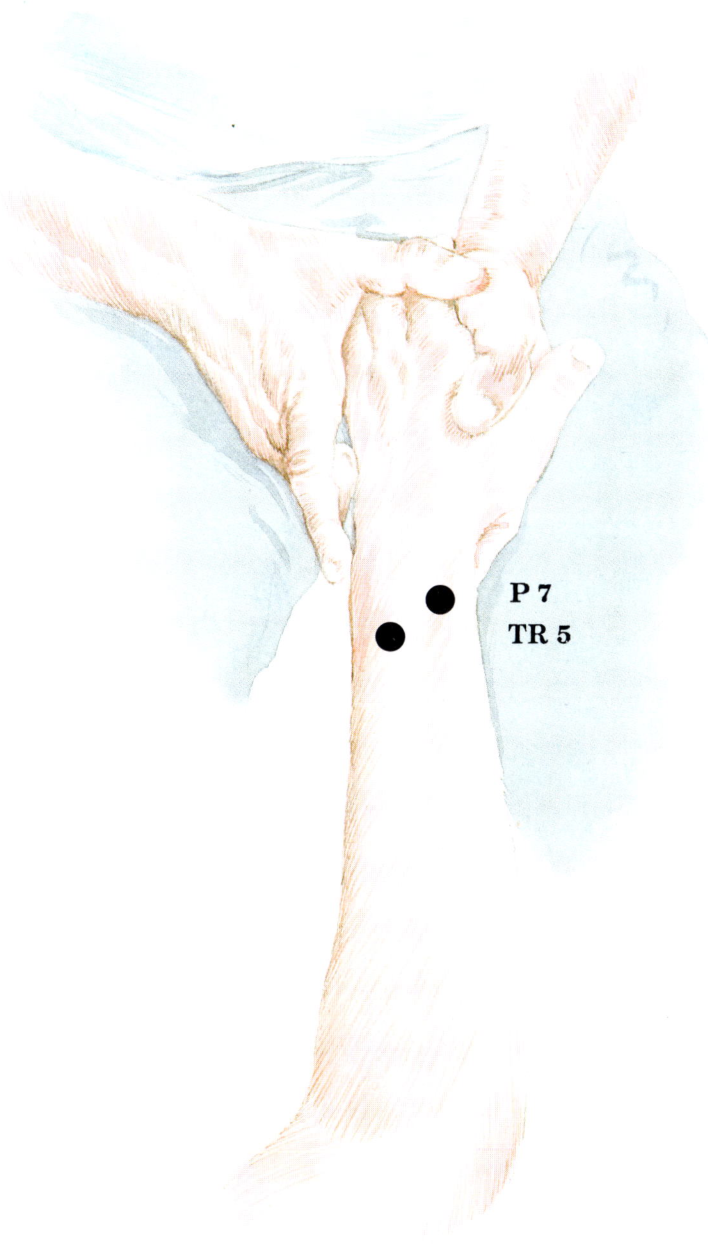
P 7
TR 5

Vous prenez chaque pied par-dessous le talon et secouez de gauche à droite.

Puis vous pliez chaque jambe, pied au tapis, et vous secouez les muscles en prenant appui sur le sol.

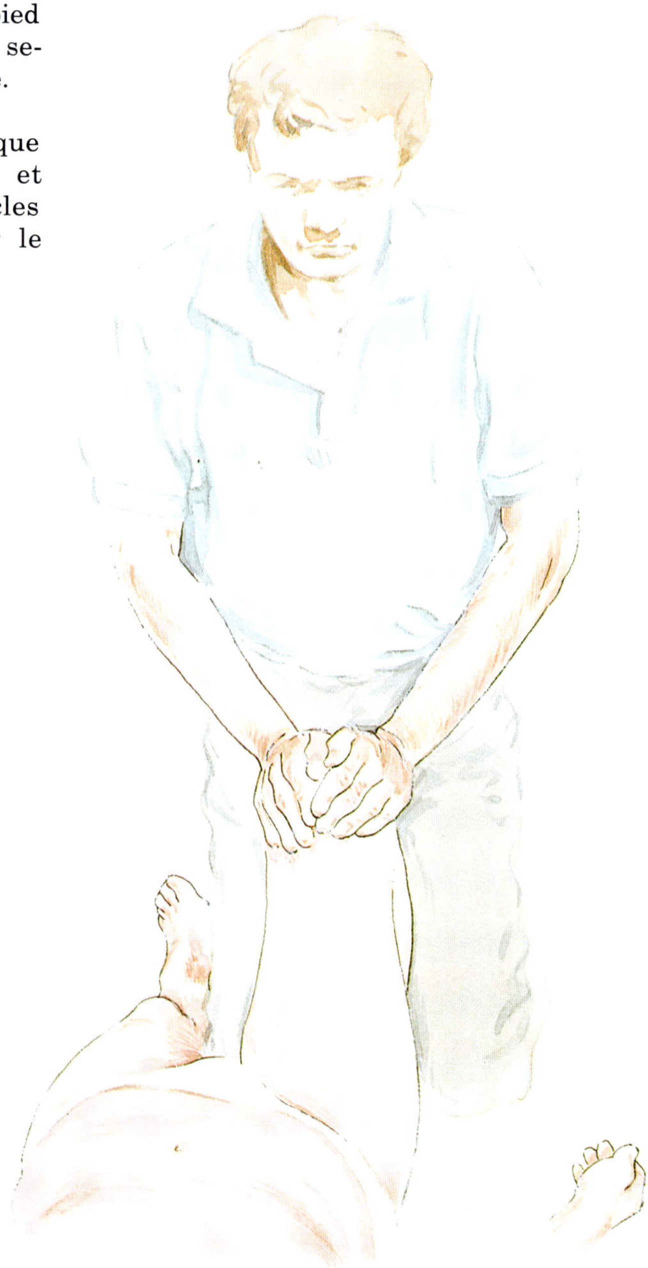

Jambes allongées reposant sur le sol, vous pliez le bout des doigts de pied vers le genou doucement, mais à fond, puis vous secouez les doigts.

Vous prenez le partenaire par les chevilles, vous le tirez vers vous et le repoussez par petits coups.

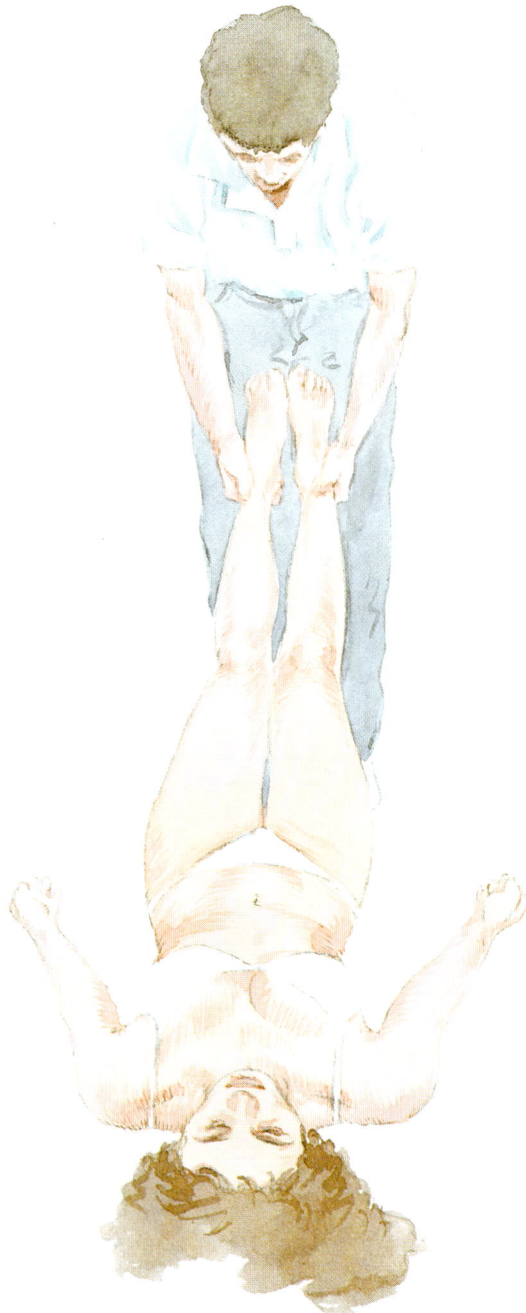

Vous bougez son bassin en appuyant légèrement de chaque côté.

Point de *"Do in"* sur les lombaires.

En vous plaçant au-dessus de votre partenaire, vous glissez vos mains au niveau de ses vertèbres lombaires.
(Voir dessin ci-dessous)

Puis vous le soulevez de quelques centimètres et le maintenez dans cette position une quinzaine de seconde.
(Voir dessin ci-contre)

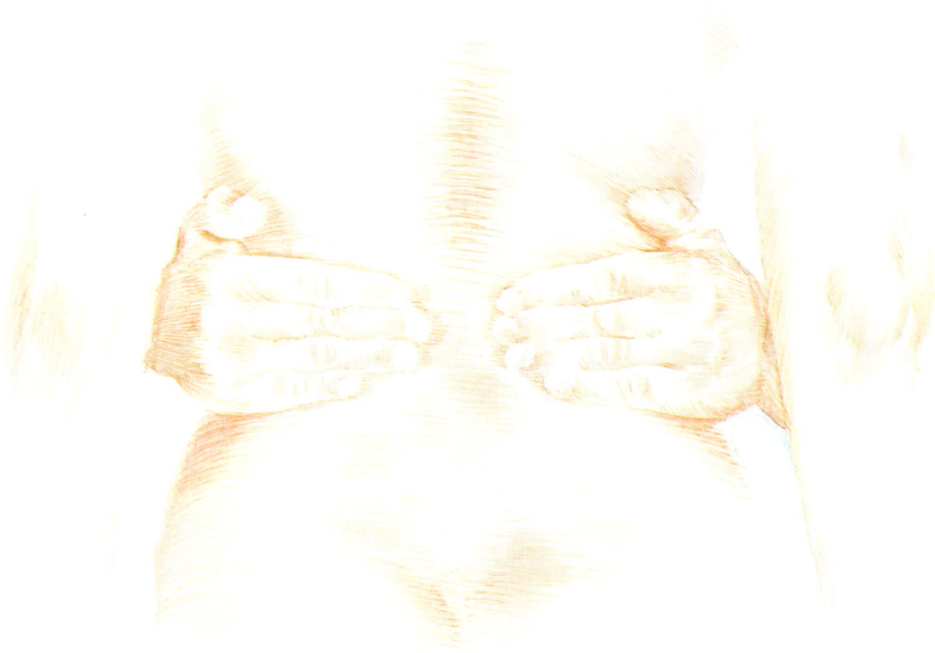

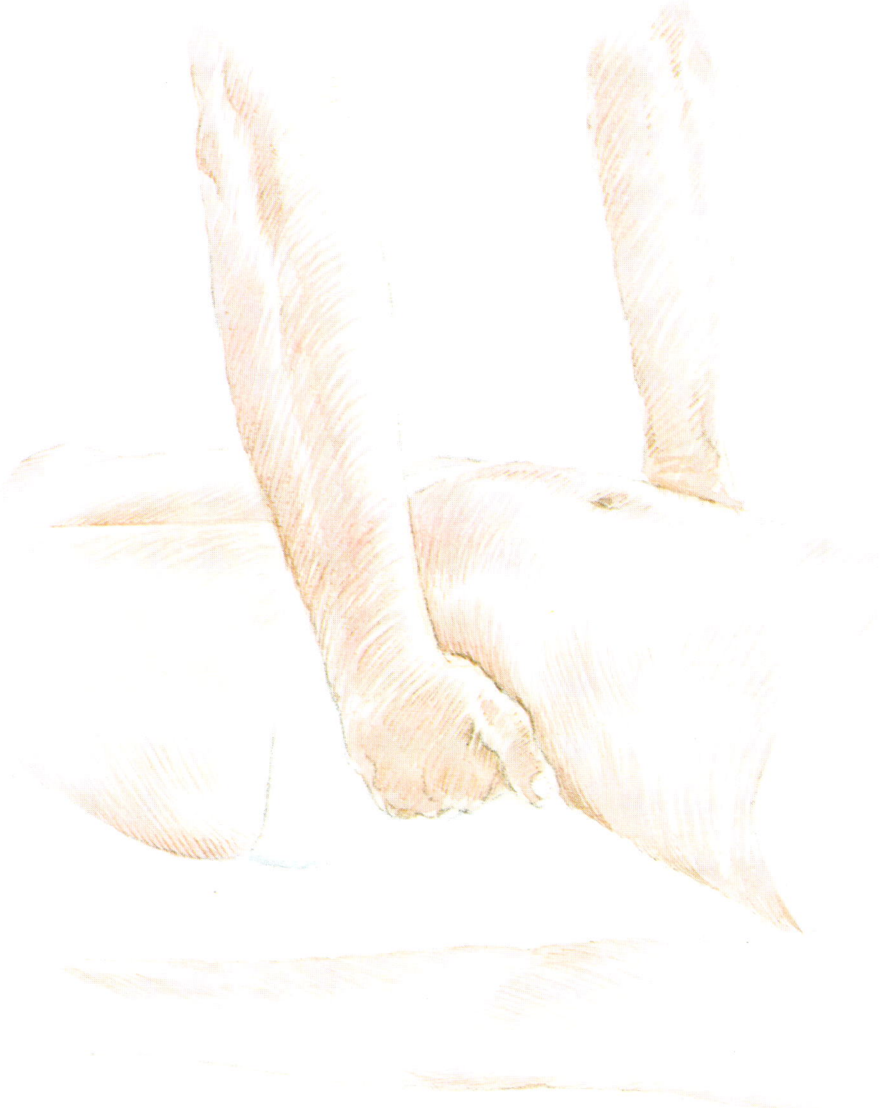

Appuyez, les mains l'une sur l'autre, au milieu du sternum, accompagnez son expiration par petits coups (5 à 6 fois).

Synchroniser sa propre respiration avec celle du partenaire.

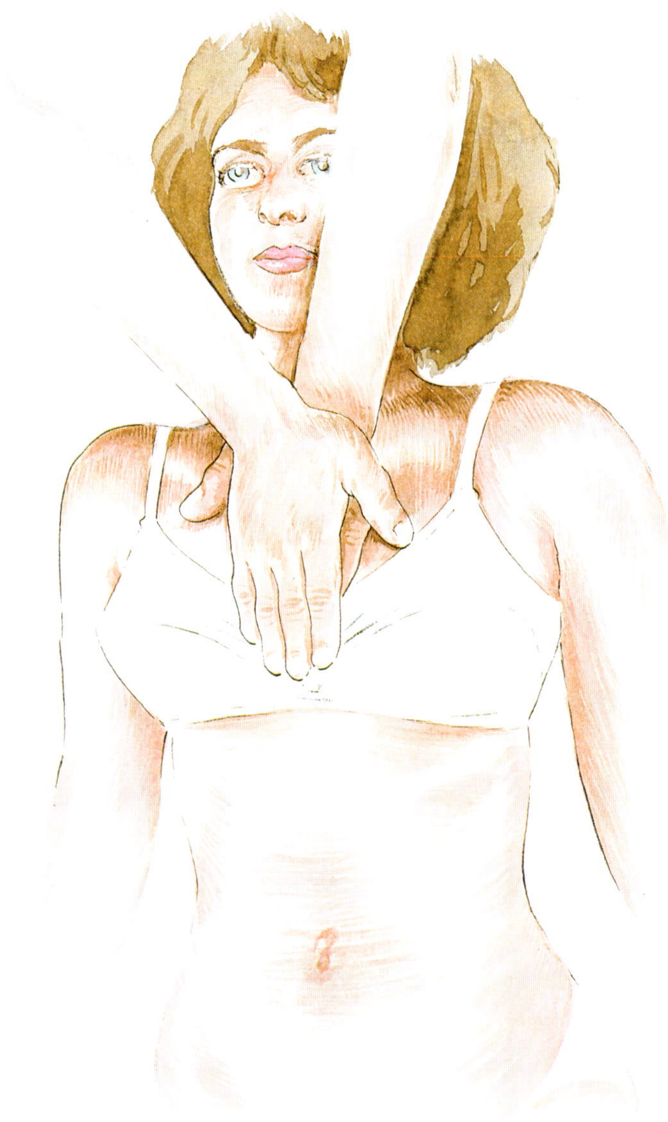

Debout à côté de la personne, vous prenez chaque doigt en levant le bras et vous le secouez ; en commençant toujours par le côté gauche.

Le couvrir jusqu'à la taille d'une couverture.

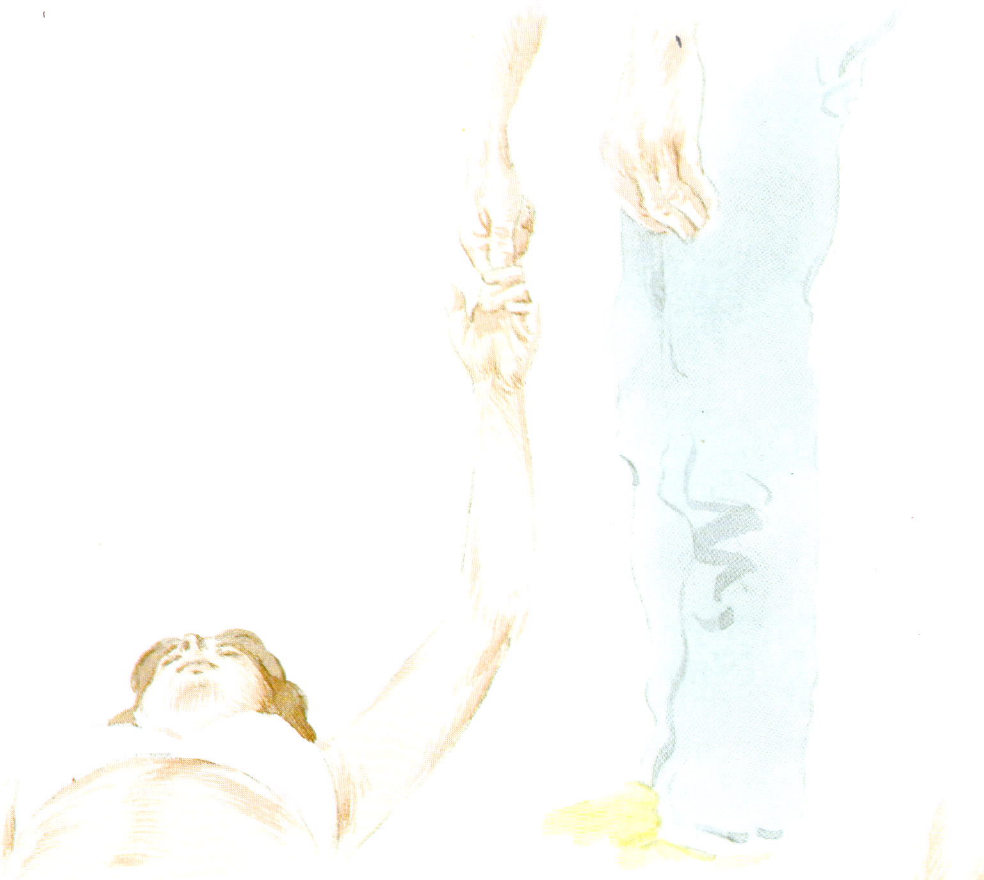

Vous prenez sa main et vous secouez son bras comme une poupée de chiffon.

Ensuite, vous faites tourner poignets et coudes toujours comme une poupée de chiffon. Pour cela, vous vous placez au-dessus de votre partenaire, vous saisissez ses deux mains et secouez ses bras.

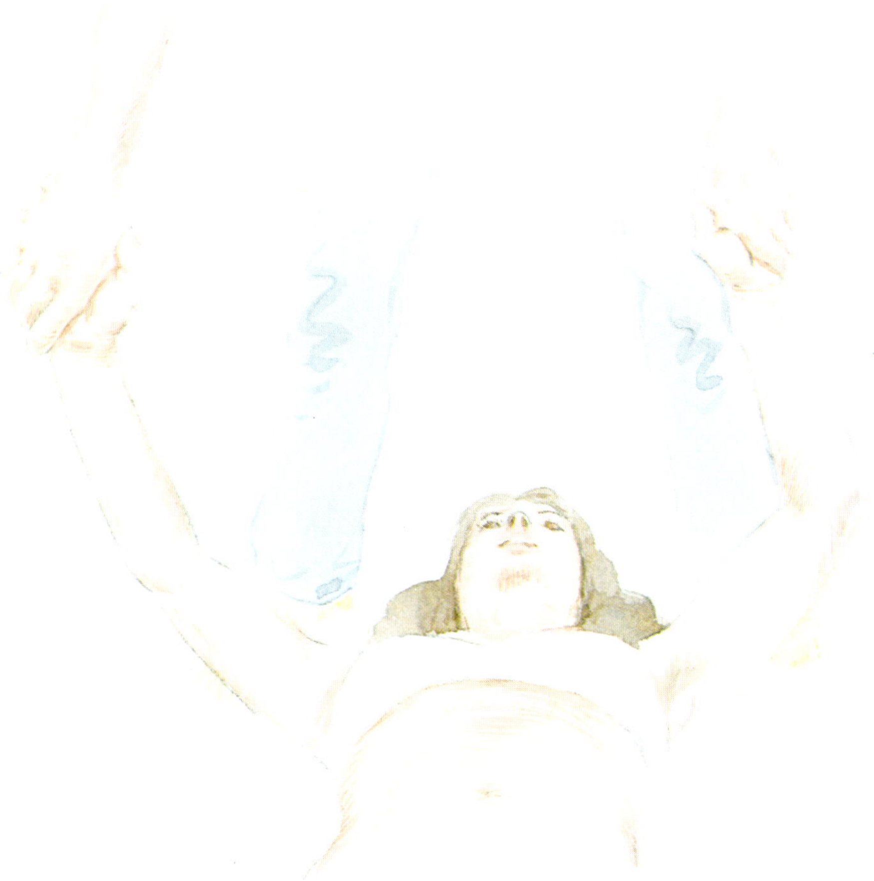

Placé derrière la personne, vous relaxez ses cervicales par un petit massage, puis vous balancez légèrement sa tête de gauche à droite.

Massez en dispersion HMI (entre les sourcils), HMII (point milieu du sourcil et du début des cheveux), le point *"Barrière inférieure"* (E2) juste sous l'orbite oculaire.

Décrispez la mâchoire en appuyant sur son menton. Massez avec les pouces du milieu du front vers les tempes, puis de dessous les yeux vers les oreilles.

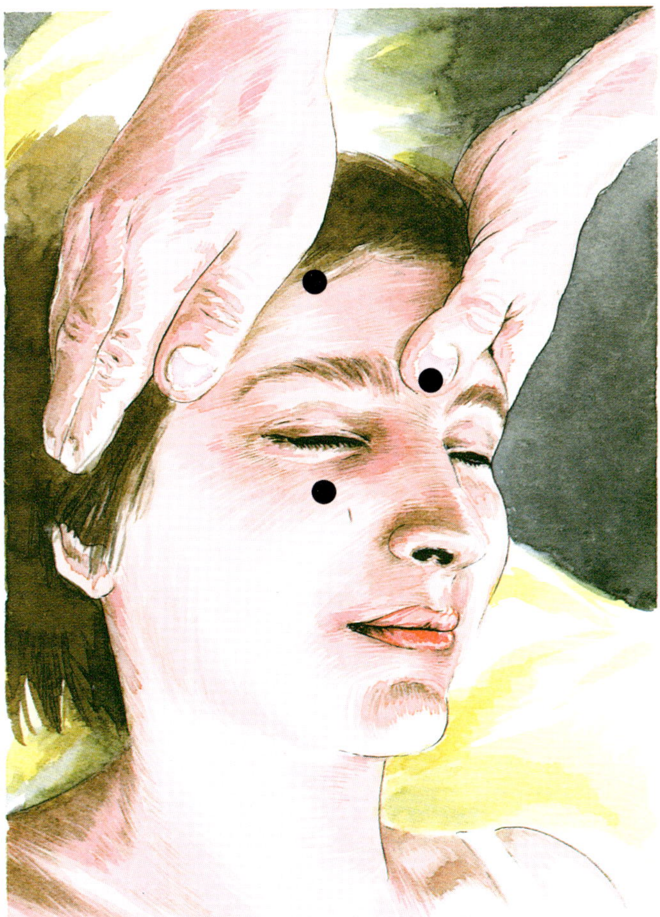

HM 2

HM 1

E 2

Frôlez avec un doigt chaque côté des ailes du nez et massez avec les pouces les zones allant du nez et du menton vers le cou.

A la fin de la relaxation, rejetez vos mains derrières vous, secouez-les.

Portez votre partenaire sur le côté et couvrez-le entièrement. Tout en restant auprès de lui, partagez sa quiétude.

BIBLIOGRAPHIE

ROBERT K-G TEMPLE
Quand la Chine nous précédait
Ed. Bordas.

GRASSET
La pensée chinoise
(P.U.F.).

MASPERO
Le taoisme et les religions
Ed. Gallimard.

FRIT JOE CAPRA
Le Tao de la physique
Ed. Tchou.

MICHIO KUSHI, GUY TREDANIEL
Le livre du diagnostic oriental
Ed. de la Maisnie.

HEDI MASAFRET
Demain la santé
Ed. Trema.

GUY TREDANIEL
Introduction à l'acupuncture traditionnelle chinoise
Ed. de la Maisnie.

RENE VINAI
Eléments de diagnostic
Ed. Scriba.

TABLE DES MATIERES

Pages

Dessins :

Michel DOM :
pages 14, 19, 21, 23, 28, 29, 31, 33, 35, 37, 39, 43, 45, 51, 53, 55, 63, 85, 86, 87, 88, 89, 90, 91, 92, 93.

Croquis :

C. BRUNTZ :
pages 16, 17, 25, 27, 41, 44, 47, 49, 57, 61, 67, 69, 73, 75, 77, 79, 80, 81.

Dépôt légal 2e trimestre 1992
n° 1 969

ISBN 2-7372-4506-0

Imprimé en C.E.E.